健康有余

一个中医师的养命箴言

余应伟 著

全国百佳图书出版单位

中国中医药出版社

·北 京·

图书在版编目（CIP）数据

健康有余：一个中医师的养命箴言 / 余应伟著 . —北京：
中国中医药出版社，2021.6（2022.4重印）
ISBN 978-7-5132-6664-2

Ⅰ.①健… Ⅱ.①余… Ⅲ.①中医临床—经验—中国—
现代 Ⅳ.① R249.7

中国版本图书馆 CIP 数据核字（2021）第 007941 号

中国中医药出版社出版

北京经济技术开发区科创十三街 31 号院二区 8 号楼
邮政编码　100176
传真　010-64405721
河北新华第二印刷有限责任公司印刷
各地新华书店经销

开本 710×1000　1/16　印张 13　彩插 0.5　字数 167 千字
2021 年 6 月第 1 版　2022 年 4 月第 2 次印刷
书号　ISBN 978 – 7 – 5132 – 6664 – 2

定价　59.80 元
网址　www.cptcm.com

服 务 热 线　010-64405510
购 书 热 线　010-89535836
维 权 打 假　010-64405753

微信服务号　zgzyycbs
微商城网址　https://kdt.im/LIdUGr
官 方 微 博　http://e.weibo.com/cptcm
天猫旗舰店网址　https://zgzyycbs.tmall.com

如有印装质量问题请与本社出版部联系（010-64405510）

余大夫的养生箴言

我国近现代医学是在中西医的并存、冲突、交流和互补中不断发展的。"一根银针治百病，一包草药送瘟神"虽是夸张的说法，却也体现了中医的神奇与博大精深。起初，我只是抱着试试看的态度和调理身体的目标来看中医。听说余应伟是中医全科大夫，我就让他把脉，并没有提前告诉他有哪些不适。让我吃惊的是，余大夫把过脉后，把我的症状和病因一一说明。看着眼前这位经验丰富的医生，我一下就产生了信任感。

前段时间，余大夫把他的新书《健康有余》发给我，我从头读到尾，非常喜欢。

这是一本实用的书。书中的内容涵盖了从小孩感冒、积食到老人高血压、夜尿频多等常见问题，从女性生理期、美容到男性"油腻"、痛风等热点问题，还有办公室一族因熬夜、工作压力大和生活不规律造成的高发病等。书中给出的小方、小药十分简便实用。这些小药、小方大多来自余大夫的个人经验总结，并参考了《黄帝内经》《伤寒论》《金匮要略》《神农本草经》等中医经典。看了这本书，原来只知道风寒和风热两种感冒的我，也了解到还有暑湿感冒和体虚感冒，才更加体会到中医所谓"同病不同药"的道理。

这是一本易学的书。除了小方、小药，书中还介绍了一些平时自己就可以做的按摩和揉穴方法，对治疗诸如落枕、打嗝、突然手脚抽筋等让人难受的小毛病十分有效。有一次开会，可能是因为冷空气刺激了肠胃，我一时间打嗝不停，十分尴尬，想起余大夫书中所教的方法，于是把大拇指和食指分压在两个眉头处，按压五秒、停三秒，再按五秒、停三秒，才连续两个回合，打嗝就停了。亲测好评！余大夫的书中还有一些美容小妙招，有些甚至不需专门去学。比如消减眼袋和黑眼圈的小妙招，只要每天晨起和睡前做两次眼保健操中的轮刮眼眶（按摩了眼眶上的攒竹、鱼腰、丝竹空三个穴位）和按揉四白穴，坚持两周，就可见效。亲测好评！

　　这是一本有趣的书。书中的很多小方和按穴的方法结合了余大夫看诊的经历，娓娓道来，生动有趣，而那些患者遇到的情况都十分常见。从这些诊疗故事中，我们仿佛看见了自己或身边的人。余大夫在讲这些小故事时，常常仔细说明了相关症状或者医治方法背后的中医原理，读后也十分涨知识。看了书，才更加理解余大夫在看诊时说的："食物和药物都是有偏性的，中医强调药食同源，是用食物与药物的偏性来纠正人体的偏性。"中国古代哲学思想中的精气学说、阴阳学说和五行学说，渗透到中医学中，弄明白很不容易，但对于我们这些医学门外汉来说，了解一些《黄帝内经》中的数字养生，有一个好的心态，生活就会有更多幸福感。

　　愿大家能从书中了解中医所谓"行立坐卧皆为养生"的道理，并能借助这本书的指导去改善日常生活中的"小问题"。在2021年来临之际，祝愿大家平安康健，和顺致祥，幸福美满。

张莉

2020 年末于清华园

自 序

　　"上工治未病，中工治欲病，下工治已病"是药王孙思邈判断医疗水平的名言。2020年，我有机会扮演了三个层面的诊疗角色。因为疫情，健康被人们前所未有地关注。我的亲戚朋友、新老患者，每天都会问及很多健康问题。其中有些人处于"已病"阶段，我就发挥"下工"的作用，给他们治病疗疾；有些人处于"欲病"阶段，也就是现代人所谓的亚健康状况，我就发挥"中工"作用，用一些小妙招给他们调理；还有很多人健健康康的，不想生病，我就发挥"上工"作用，给他们讲十二经脉运行、五脏调养、四季养生等，让他们的身心更加健康。有患者感慨道："健康有你余大夫，真是永不多余啊！"

　　确切地说，永不多余的是我鼎力推荐的祖国传统医学中的养生方式。

　　近年来，随着国家经济的快速发展，人们对健康生活越来越关注。所谓"健康"，不仅仅是没有病痛的折磨，还要有心情的愉悦、社会适应良好等多个方面。但痛心的是，我在医院里遇到很多人，在发病早期甚至中期，身体并没有特别不适，等到症状明显时，已属晚期，治疗起来就十分困难了。比如恶性肿瘤、高脂血症、冠心病、高血压病、糖尿病、慢性阻塞性肺疾病等患者。这些疾病和他们的心理状态、生活方式及环境有密切的关系，特别是饮食、运动与心态。现代人面对激烈竞争，长期超负荷工作，许多人处于"亚健康"状态。这种状态与上述疾病只有一步之遥，甚至已经处于疾病的早期阶段。直到出现一场世界性的疫情，许多人才开始意识到了亚健康问题的严重性，意识到拥有金山银山都不如拥有一个健康的身体。对上门求教者，我尽可能教他们一些小验方、穴位按摩法等，很多人的症状减轻甚至消失了。对此，作为一名医生，我心甚慰！

只是条件有限，面对面地个别教授解决不了群体性的问题，于是有了写作此书的缘起。

我早年毕业于北京中医药大学，曾受业于中医骨伤大家孙树椿先生，学习中医骨伤、筋伤手法，悉心领悟"手随心转、法从手出"的技法要旨；师承首都国医名师、"中华神针"谷世喆博导，为特定穴位的精熟应用打下坚实基础；又师从首都医科大学附属北京中医医院针灸科主任周德安教授，潜心研习"治病先治神，怪病必治痰"的临证要诀，灵活运用"颈四针""腰五针"及"调气止痛"等针灸验方；随师中医外治圣手林杰老师，修习疑难病诊治技巧，领悟"从阴引阳，从阳引阴"的中医治疗观。医界有云："博涉知病，多诊识脉，屡用达药。"其意是，只有勤求博采，反复临证，才能知晓病机；经过大量诊脉，悉心揣摩，才能辨脉体，晓脉理；反复实践和体察药物，才能通达药性，自出机杼。在多年临床中，我根据疾病的特点和患者体质的不同，运用针灸、汤药、正骨、推拿、刺络、脐疗、敷贴、热熨、药茶、食疗等方法，采取针对性的治疗手法，取得了较为满意的疗效。

作为一名合格的医生，不仅仅表现为在医疗过程中尽职，更应该成为思想上的"导师"和身体上的"导游"。因为健康的关键很大程度上取决于人的生活方式、饮食结构、思维模式的改变，而非其他。医生不仅仅要治病，还要授人不生病的智慧。有什么样的因就会有什么样的果，但大部分人只会在果上就病论病，头痛医头，脚痛医脚。如果我们转变观念，在因上做工夫，改变因，果自然会变，这才是智慧的选择。

为此，我整理出一些操作方便、疗效确切的外治经验和内服的小验方，对诸多疾病的病理及发病原因进行了细致入微的剖析，为治疗这些疾病给出了切实可行的解决方案。书中的具体内容涉及点穴、按摩、刮痧、火罐、热敷、脐疗、食疗等各种治疗方案，简单易学，效果直接。如果读者能掌握书中精粹，真正做到学以致用，彻底改变对待疾病的观念，从重视治疗转变为重视预防，多学一点中医知识，少生一点疾病，持之以恒，就能够避免平时盲目怠惰、病时手足无措的困局，真正做到"我命在我不在天"。

但愿世间人无病，何惜架上药生尘。这就是我写作此书的初心。

余应伟

2021 年 2 月 15 日于北京

第一章　余说孩子

第一节　中药方，把孩子的体温降下来

孩子发烧时，父母最心疼不过了，恨不得替孩子承受病痛。有一次，一位妈妈带着一岁半的儿子来找我看病，她一张口说话就哭了，说："宝宝以前胖乎乎的，这一生病，整个人都瘦了一圈儿。真是心疼！"我安慰她说："不必担心，小孩子都是'水膘'，有的地方叫'奶膘'。意思是说，这时候的孩子都是吃奶娃，发烧时会失水，看起来瘦一点，病一好很快体重就上去了，不用担心。"

我讲完后，这位妈妈心情才平静了很多。

小儿发烧在门诊上最常见于两种，一种是食积发烧，一种是风寒发烧。

食积发烧　食积发烧是由于孩子有食积引起的。当父母的总担心孩子吃不饱，总是拼命地给孩子喂饭喂奶。食物、奶水是什么？都是热量。孩子吃多了，消化不了，这些热量积滞在孩子体内，当然就会发烧了。看看这类发烧的孩子，大多会伴有口臭、舌质红、舌苔厚腻、手脚心热、大便秘结等。最简单有效的办法，到药店买 3 片大黄，熬成水，让孩子喝，孩子的烧就退下去了。有些家长可能知道，大黄有化食、下气、通便的作用。中医讲，肺与大肠相表里，发烧虽然病根在肺经上，但是给孩子通通大便，肺经上的热邪就通过大肠经传导下去了，自然就不会发烧了。还有一味中成药叫小儿豉翘颗粒，按说明书吃效果也不错。

风寒发烧　孩子受寒的时候也会引起发烧，这类孩子多会出现手脚冰凉、头痛、畏寒、鼻塞等症状。可以到药店买生麻黄 30 克，虎杖 30 克，鸡矢藤 30 克，薄荷 10 克，伸筋草 15 克，透骨草 15 克，紫苏 15

克，柴胡10克，水煎成药汁后倒入澡盆中，让孩子进行泡澡。可以发汗、解表、散寒退烧。

发烧的时候，离不了退烧药。在这里提醒家长注意，发烧对孩子来讲不一定是坏事。发烧时，有细菌或病毒入侵了孩子的身体，这时候身体的免疫系统会启动，体内的白细胞会吞噬病菌。孩子的免疫系统越厉害，以后他的抗病能力就越强，因此家长不用担心。一般情况下，如果孩子发烧没有超过38.5℃，不需要用退烧药。

总之，平和心态，与孩子一起把病医好即可。

第二节　小儿感冒，要分清风寒、风热、暑湿、体虚

小儿如同春天的嫩苗，易受外邪而致病，这很正常。小儿感冒尤为常见，感冒最常见的同样可分为风寒感冒、风热感冒、暑湿感冒、体虚感冒。

风寒感冒，临床主要表现为发热恶寒，头痛身痛，鼻流清涕，舌淡红，苔薄白，脉浮紧或浮缓，可用"姜苏红糖饮"调理。原料是生姜片15克，苏叶10克，红糖10克，香菜根15克。将香菜根洗净切下，生姜洗净切丝，苏叶洗净，用养生壶煮开以后，小火5分钟，倒入杯中，加入红糖搅匀，即可。趁热服用，喝完后，让孩子睡上一觉，发发汗，感冒就好多了。

风热感冒，临床主要表现为发热，微恶风寒，头痛，鼻塞流浊涕，咽喉肿痛，目赤，口干欲冷饮，咳嗽痰黄，舌苔薄白或薄黄，脉浮数，可用"桑叶银花薄荷饮"调理。到药店买桑叶10克，金银花10克，薄荷6克。将桑叶、金银花、薄荷一起放入杯中，加入开水冲泡。盖上杯

盖，浸泡 10 分钟左右。可以根据孩子的口感适量加一点白糖。此方可辛凉解表，清热解毒。

暑湿感冒，主要是夏季感受暑湿时邪，再加上吹空调、吃冷饮等，使体内的暑湿为风寒所遏，疏泄受阻，因而发病。暑湿感冒主要表现为心烦、头痛、胸闷、拉肚子、呕吐等。这类孩子可以让他们服用中成药藿香正气水来调理，可以解表退热、和中理气。

体虚感冒，大多由于脾肺气虚、卫外不固而易于感受外邪。患体虚感冒的孩子大多身体虚弱。由于身体虚弱，不能抵抗外邪，气温稍一波动就容易生病。正如古代医家所讲，体虚感冒"如虚人伤风，屡感屡发"。这类孩子，可以坚持吃一段时间玉屏风颗粒。

感冒是一种自限性疾病，一般 7 天左右可自愈。但是对于小儿来讲，由于呼吸系统发育不完善，如果不及时处理，疾病可能从上呼吸道转移到下呼吸道，诱发支气管炎、肺炎等等。因此，可用上面的食疗方，加速孩子疾病的痊愈。

第三节　小儿健脾粥、健脾饼，常吃百病不生

中医讲，小儿"脾常不足"，但是，家长又发现，小孩子特别能吃，有些孩子甚至饭量比父母的都大。原因很简单，小孩子要长个儿。试想一下，婴幼儿从 0 ～ 1 岁，一年要长高 20 多厘米。1 ～ 2 岁每年要长 10 多厘米。此后到青春期之前，每年要长 5 ～ 7 厘米。身体长这么快，脾胃是人体的气血生化之源，当然需要不停地吃了。

但是，也正因为小儿脾常不足，所以孩子容易食积，导致脾胃虚弱。给家长们推荐几个非常好吃的健脾胃的食疗方吧，临床上经常给家长们

推荐，反响也都非常好。

小米山药粥

食材：小米50克，山药25克，白糖适量。

做法：①将小米淘洗干净，山药去皮洗干净后切成小块；②锅置火上，放入适量清水，下入小米和山药块，用文火煮至粥烂熟，放入白糖调味煮沸即成。

功效：补脾益气、安神滋阴，有补益脾胃和清热安神的功效。

小米香菇粥

食材：小米50克，香菇50克，鸡内金15克。

做法：①小米淘洗干净，香菇择洗干净后切成小块或碎末，鸡内金洗净；②锅置火上，放入适量清水，下入小米和鸡内金用文火煮成粥，取其汤液再与香菇同煮至熟烂。

功效：健脾和胃、消食化积。小米健脾胃，鸡内金能助消化，香菇有健脾胃、助食作用。

山楂饼

食材：鲜山楂300克，怀山药300克，白糖适量。

做法：①将山楂去皮核洗净，山药去皮洗净后切成块；②将山楂、山药块放入碗内，加适量白糖调匀后，上笼蒸熟后压制成小饼即可食用。

功效：健脾和胃。

枸杞山药粥

食材：山药100克，大米100克，枸杞15克。

做法：①100克大米淘净，加适量清水再熬成粥；②适量山药去皮切小块，枸杞冷水浸泡后洗净；③粥水滚后下山药同煮，待将熬成时，下枸杞再熬 20 分钟左右就可以了；④根据孩子的口味和喜好可以加一些白糖或盐调味。

功效：山药健脾固肾，枸杞滋阴补阳，米粥温和调理肠胃。

前面我说过，脾胃是人体的气血生化之源。脾胃功能强壮了，气血充足，正气就足，抵抗疾病的能力就强。相反，脾胃虚弱，孩子气血虚弱，正气亏虚，抗病能力就差，孩子就会经常生病。时间久了，就会导致身体、智力发育受影响，甚至为将来生病埋下祸根。比如说，有些孩子经常吃寒凉的食物，不仅会损伤脾阳，将来孩子长大了，女孩子易痛经，男孩子易出现疝气。

有一次，我接诊一个嗓子疼、发烧的孩子，从看病开始到结束，一直不停地哭。我用压舌板一看，好家伙，扁桃体肿得跟两颗小红枣似的，问其原因，孩子一次性吃了几十个荔枝，这能不生病吗？别说小孩子，我有个海南的朋友，曾通过空运给我寄了两箱荔枝，我吃了几个，第二天就口腔溃疡了。"一个荔枝三把火"，老话真是一点没错。

欲得小儿安，耐得三分饥和寒！家长们请牢记！

第四节　小儿养好肺，不发烧、不咳嗽、不感冒

常见的感冒、发烧等只是让家长们稍稍绷紧神经，如果听说孩子患有支气管炎、大叶性肺炎、小叶性肺炎、流感、过敏性咳嗽、哮喘等症，家长心里真是跟有只猫一样，百爪挠心啊！

有天中午，我接了个朋友的电话，他说朋友家的孩子总是生病，想找我看看。我告诉他第二天上午有门诊。第二天，孩子在妈妈的带领下

来找我看病了。妈妈几近崩溃地说，孩子成了医院儿科的常客，每个月都要生病一次，不是发烧就是咳嗽。一到医院，就是扎针输液，孩子真是受罪，可是又不知道怎么办，到底是什么原因。

我告诉孩子妈妈，不能轻易给孩子输液，更不能滥用抗生素，这些治疗手段的副作用较大。

其一，给孩子输液的液体，都不是零微粒的，这些液体输送到孩子的血管里，里面的微粒就有可能聚集成血栓。输液的次数越多，聚集成血栓的风险就越大，将来可能会诱发栓塞、肿瘤等。

其二，输液时使用抗生素，它是杀灭细菌的。孩子身体里的细菌，分为对身体有益的细菌和有害的细菌。抗生素一来，就好像是一个第三方的军队。本来人体的免疫系统和细菌这两只军队在打仗，突然来了个非常强大的第三方军队，把两方军队都消灭了。这样孩子的病暂时是控制住了，但是孩子的免疫系统大军被消灭后，身体抵抗力就会变差。这样孩子以后就容易反复生病。

其三，抗生素都是大苦大寒之品，而脾脏"喜温恶寒"，所以抗生素非常伤脾胃。孩子脾胃不好，吸收就不好，气血生化会变差，身体素质同样会变弱。

这位孩子妈妈听了恍然大悟，她说，太感谢了，从来没遇到过医生能给讲得这么浅显易懂、生动透彻。

我告诉她，现在孩子没生病，要"急则治标、缓则治本"，要想办法给孩子补肺气，把肺脏调补调补，肺司一身之气，肺气足了，卫气护表，营气护里，孩子自然就不会感冒、发烧、咳嗽了。

我给家长推荐了三个小验方。

百合南瓜荸荠小米粥

小米、绿豆适量，南瓜、百合各30克，马蹄（荸荠）7个。北方暑气小，燥气渐起，生活在北方的人用此验方，小米稍多些，绿豆少些；南方湿热依然重，生活在南方的人用此验方，绿豆稍多些，小米少些。将绿豆、百合洗干净，提前浸泡半小时，百合、绿豆先煮，大火煮开后，小火慢煮 20 分钟后放入南瓜、小米、马蹄同煮，煮 30 分钟左右，绿豆、南瓜、小米软烂即可。

黄色食物得"土气"最旺，养脾健胃。这个粥里就用了小米、南瓜，小米是药食同源的食材，适宜给病人、小儿吃，因为它最补虚；南瓜有排毒护胃的功效，补中益气。百合补金气、润肺气，定魂魄。是小儿要常备的重点食材，可以通过固肺金之气，让气血充足。

雪梨炖冰糖

雪梨 1 ～ 2 个，冰糖 30 ～ 60 克；将雪梨去皮、核，与冰糖置碗内，隔水炖至冰糖溶化。功效：梨子润肺清热、生津止渴，与冰糖同用，增强润肺止咳作用，治疗肺燥咳嗽，干咳无痰，唇干咽干。

荸荠百合羹

荸荠（马蹄）30 克，百合 1 克，雪梨 1 个，冰糖适量；将荸荠洗净去皮捣烂，雪梨洗净连皮切碎去核，百合洗净后，三者混合加水煎煮，再加适量冰糖煮至熟烂汤稠。方中荸荠能清热生津、化痰消积；梨有清热生津的作用。

同时，我叮嘱这位家长，这三个食疗方可以轮流经常给孩子食用。另外，肺喜润恶燥，应少吃辛辣食物，多食银耳、梨、百合、藕、杏仁等以润肺养阴；肺怕大便不通，肺和大肠相表里，大便通畅有利于肺气下行，平时宜多进食些芝麻、杏仁等，不仅能润肠通便，还具有养肺利肺的功效；多晒太阳，太阳是最好的免疫药；多活动，越活动，孩子呼吸系统得到锻炼，肺气自然就越足，孩子自然就越不容易生病。

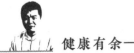

这个宝妈回去后坚持让孩子调理一个月，一冬天就没再生过病。养儿就是如此，有多少投入，就有多少回报。

第五节 孩子热咳寒咳，各有妙招

小儿咳嗽很常见，咳嗽是人体的一种保护性呼吸道反射，是呼吸道受到炎症、异物等刺激后，产生的一种生理性反射，目的是将呼吸道的炎症分泌物或异物排出体外，保护呼吸道的清洁和通畅。所以，孩子咳嗽时，家长不必过分紧张。

但是，家长们对孩子咳嗽确实很苦恼。感觉孩子虽然咳嗽，但精神很好，不影响吃喝玩乐，没必要上医院。但是不去医院，听着孩子咳嗽又很难受。这时候，不妨试试下面的小验方。小儿咳嗽从中医上讲，最常见的可分为风寒咳嗽和风热咳嗽。

风寒咳嗽

孩子受寒时引起的咳嗽，主要表现为咳嗽、痰稀、咽痒、头痛、鼻塞、流清涕、怕冷、稍有发热、无汗等，舌苔发白。这时候给家长推荐个小妙招——冰糖金橘。准备金橘 200 克，冰糖 60 克，先将清水中加入食盐，再放入金橘清洗干净。然后将金橘捞出，沥干水份，将每个金橘切成两半备用。在炒锅中加入清水，放入冰糖，小火慢熬，待冰糖化为糖稀后，放入金橘搅拌，待冰糖黏稠时关火，冰糖金橘装瓶密封保存备用即可。孩子咳嗽时每天早中晚坚持吃即可。冰糖金橘酸甜可口，孩子大多非常喜欢。

风热咳嗽

主要表现为咳嗽、气粗、咳声嘎哑、痰黏稠或黄稠、咯痰不爽、发热、口干、咽喉疼痛等，舌苔发黄。这时候可用川贝蒸梨调理。准备雪梨一个，川贝母3克捣成粉，冰糖适量。将雪梨从中间切成两半，挖去梨核，放入川贝、冰糖后用牙签将雪梨拼合成原状。梨放入小碗中，再放入蒸锅中蒸熟即可食用。川贝润肺止咳、化痰平喘，雪梨润肺养阴，治疗风热咳嗽效果非常好。

这两个小验方不是我发明的，是流传千年的经典方子，效果非常好，家中可常备。

第六节　孩子抽动症、多动症，疏肝是根本

去年秋天，我正在坐门诊，一对夫妻带着他们8岁的儿子前来就诊。问诊时，孩子隔一会儿就挤眼睛、耸肩膀。我诊断为"小儿抽动症"，开了药方。孩子爸爸跟我说："大夫，您可得救救我儿子啊。我家里就这一个孩子，您不知道，从小我们对他的期望有多大，我们从他上幼儿园起，对他的培养可是不遗余力，编程、小提琴等各种各样的班都给孩子报了，就是想让孩子比别人家的优秀一些。自从发现孩子得了抽动症，我们真的特别难受、特别崩溃。"说完，孩子爸爸的眼圈都红了。

其实，随着生活方式的变化，近年来儿童抽动症发病率越来越高，特别是七八岁的孩子，主要症状是注意力不集中、挤眉弄眼、清嗓子，有时候会搞得班里上不成课，以致老师会劝孩子家长及时就医。中医认

为，儿童抽动症的发病原因是脏腑失调、阴阳偏亢。原因多为先天不足或后天失养所致。在心则为心气不足，心神失守；在肝则为肝阴不足，肝阳偏亢；在脾则为脾虚失运，生痰化热；在肾则为髓海不充，脑失所养。以上病变导致肝肾阴虚、心脾不足、痰热内扰，引发一系列相应的神志病变。

肝肾阴虚

这类儿童多表现为神思涣散，烦急易怒，多说多动，口干唇红，五心烦热，舌红少津。对于这类证型的儿童抽动症，我在门诊上常用知柏地黄汤加味进行治疗，就是在知柏地黄汤（熟地黄 10 克，山药 12 克，山萸肉 8 克，丹皮 8 克，茯苓 10 克，泽泻 10 克，知母 8 克，黄柏 6 克）的基础上，加上白芍 10 克，麦冬 10 克，龟甲 15 克。此方中的知柏地黄汤滋养肝肾、泻相火，加龟甲、麦冬、白芍以助潜降痰火，安定神志。

痰热内扰

孩子体内有痰热之邪的时候，就容易上扰神窍，导致孩子出现躁扰不宁、烦急易怒、多语多动等精神症状，以及呕恶痰多、脘痞纳呆、口渴引饮、尿黄便结等躯体症状。这时应用黄连温胆汤加减治疗，天竺黄 6 克，胆星 8 克，黄芩 10 克，郁金 6 克，石菖蒲 5 克，栀子 8 克，竹茹 10 克，黄连 3 克，川贝 3 克。此方中的黄芩、黄连、栀子清热降火，天竺黄、川贝、竹茹清化痰热，郁金、石菖蒲化痰开窍。此方清热化痰，开窍宁神，直达病根。

每次遇到类似的患者，我都会嘱咐家长，在积极配合治疗的同时，孩子情志的调理同样非常重要，不要打骂孩子，要多鼓励、多安慰，在学习上不要给孩子太大的压力。抽动症在儿童期较为常见，主要与饮食结构、家庭氛围、成长环境、生活习惯以及神经发育有关。现在通过药物、情志调理将病情控制住。等孩子长大了，神经系统发育完善了，自然就痊愈了。

上面提到的那个孩子坚持治了两个月，治好了抽动症，人变得活泼开朗、身体强壮了，学习成绩也有所提高，家庭氛围也变好了。

孩子是父母的希望，得了抽动症，整个家庭气氛会变得很压抑，病治好了，家庭就有希望了。作为医者，我心甚慰！

第七节 小儿手上有"仙丹"，常推告别打呼噜

孩子打呼噜，有些家长不以为意，反而以为这是孩子睡得香、睡得沉的表现。在这里提醒家长，这种想法大错特错，孩子打呼噜一定要及早治疗。

孩子为什么会打呼噜？是因为孩子的身体出现了病态反应。鼾声是由于咽部软腭舌根等处软组织随呼吸气流颤动而产生的。空气被吸入鼻腔后，要经过长长的呼吸道才能进入肺部。正常情况下，人的呼吸道非常宽松，足够让空气自由通过。但是当舌头、咽喉和口腔根部（软腭）的肌肉群过度松弛时，下垂组织便会使气道变得狭窄，空气的流通就会变得急促，从而产生鼾声。

导致小儿呼吸道狭窄的病因，最常见的就是扁桃体、腺样体肥大。扁桃体、腺样体在6岁之前会出现生理性增生，属于正常现象。但是很多孩子由于反复的上呼吸道感染、扁桃体炎等情况会导致腺样体、扁桃体过度增生，增生到一定程度时会堵塞鼻腔及咽腔，睡眠时由于体位原

因呼吸受阻程度加重，所以会出现被迫张口呼吸同时发出鼾声的现象。

长期张口呼吸易导致面部畸形发育，医学上称为"增殖体面容"。另一方面，打呼噜的孩子由于夜间长期处于缺氧状态，不利于生长发育，还会导致反应迟钝、注意力不集中、学习能力下降等。既然危害这么多，应该怎么办呢？一部分父母选择通过手术切除肥大的扁桃体及腺样体，以期达到一劳永逸的效果。

但是，很多家长不知道，免疫组织器官都有自己的生命周期，如扁桃体到了 12～13 岁就会自动萎缩，腺样体到了 6～7 岁就会自动萎缩，有一位家长，孩子 10 岁的时候扁桃体经常发炎，一发炎就高烧，睡觉总打呼噜。医院大夫让做手术切掉，母亲不同意，最后找到我，吃了几剂中药，控制住了炎症和呼噜，结果孩子到 12 岁扁桃体萎缩了，打鼾也没了，也不再反复感冒发烧了。所以，只要药物能控制住炎症和打鼾就可以选择保守治疗。

预防小儿打鼾，最主要的就是避免食积。中医认为，咽属于胃的门户，胃热炽盛，胃火上炎，最先伤害的就是咽喉部位。比如说对于扁桃体发炎，临床上出现频率最高的人群就是积食的孩子。

中医大夫有句顺口溜："没有积不化热，不化热不生火，不生火不发炎。"对于这类孩子，可用小儿推拿进行整体调理。

清胃经　沿着大拇指桡侧从指根向指尖推即为清胃经，可以消积清热。300 次即可。

清大肠　沿着食指桡侧从指根向指尖推为清大肠，肺与大肠相表里，清清大肠经，孩子大便通畅，有利于清除肺经热邪，孩子就不容易发烧了。300 次。

逆八卦　用你的中指沿着孩子手掌心三分之二处画圆进行推拿为逆八卦，可以和胃、降逆、下气，孩子的胃气往下走，有利于清除胃中积热，预防胃火上行到咽喉诱发扁桃体炎。150 次。

清天河水　沿着手臂内侧从腕横纹推向肘横纹为清天河水，具有清热泻火的作用，可以帮助孩子消除内热。300 次。

顺时针摩腹　唐代著名医家、被后世誉为"药王"的孙思邈在《备急千金要方》中说："摩腹数百遍，则食易消，大益人，令人能饮食，无百病。"顺时针摩腹，可以助消化、和五脏。300 次。

人体穴位就是大药，捏捏小手百病自消！

第八节　小儿自汗盗汗的止汗方

小儿多汗是儿科门诊上的常见病，有些孩子一活动，脸颊流的汗跟黄豆似的，一颗接一颗。有些孩子夜里睡觉出汗，第二天早晨醒来，内衣全湿透，褥子上也湿了一片。

中医讲，汗为心之液，出汗过多对孩子的身体是有伤害的，孩子会感觉到乏力、神疲、浑身没劲儿，所以一定要尽早调理。小儿过度出汗，分自汗和盗汗。

小儿自汗

自汗是一种不因天气炎热、劳累活动、穿衣过暖以及服用发散药物等而出汗的表现；主要临床表现是汗出全身，动则汗出，神疲乏力，面色㿠白。自汗可以让孩子按说明书吃一段时间中成药玉屏风颗粒，效果不错。或者用芡实山药白果粥进行食补。准备芡实 30 克，鲜山药 100 克，白果仁 20 克，糯米 100 克，将芡实、山药、白果、糯米放入锅中加水适量煮至粥稠，加入适量的白糖调味即可。这个方子可以健脾补中，固涩止汗。

小儿盗汗

盗汗则为入睡之后出汗，醒后汗止的现象。孩子还伴有多梦、口渴、便干等症状。治疗原则为益气养阴止汗，可以按说明书服用小儿龙牡壮骨冲剂。也可用小麦大枣山药粥调治，准备小麦60克，大枣10枚，鲜山药50克，鲜百合30克，粳米50克，将以上食材放入锅内，加水煮烂熟，吃粥即可。此方功效温补脾肺，益气养阴。

第九节　积食是小儿百病之源，我有消食穴和消食茶

家长们知道吗，很多小儿常见病的祸根，都是积食。比如说，积食容易生内热，孩子容易发烧；积食容易生痰，容易让孩子咳嗽；积食的孩子容易便秘、腹泻；积食的孩子容易卧不安、夜啼、夜惊；积食的孩子易盗汗、发育缓慢等等。在这里给家长们推荐几个消积食的妙招。

揉腹　将自己除大拇指以外的四指并拢，在孩子的腹部沿顺时针方向揉动，即为揉腹。揉腹也叫摩腹，可以帮助消化、调和五脏，消除积食。

揉四缝　我在门诊上遇到积食的孩子，经常会用三棱针给他们挑四缝，积食较轻的孩子，会挤出黄水，积食重的孩子会挑出像鱼籽一样的东西。孩子大多第二天就好了。家长可以在家给孩子揉四缝穴。四缝穴是经外奇穴，很好找，就在第2～第5指掌面，第1、2节横纹中央，揉60次即可；也可以来回推，叫推四缝，30次；也可以用你的大拇指指甲逐个去掐，6遍即可。

消食茶　香橼6克，炒山楂15克，炒莱菔子6克。此方可消食导

滞、健脾和胃。如果孩子有饮食积滞、消化不良、腹胀、口臭、嗳气、不想吃饭等，可以煎成汁给孩子喝。

有一次我在门诊坐诊，有位宝妈抱着孩子来，我一看，宝妈穿着皮草，胳膊上挂着名牌包包，手里还拿着路虎SUV的钥匙，看样子家里相当有钱。可是再看怀里抱的孩子，身体瘦小，头发稀少，而且黄得跟快要收割的麦穗一样，鼻根部的静脉呈明显的青紫色。掀开上衣，肚子呈典型的"舟状腹"。妈妈说，孩子死活不吃饭，保姆做什么好吃的都不吃，爷爷奶奶追着喂也不吃，孩子的个子比同龄孩子低半头，真是急死人了。我当时给他挑了四缝穴。第二天，那位宝妈又抱着孩子来了，眉开眼笑地说，孩子昨天晚上跟今天早上饭量明显上去了。我赶紧叮嘱她，别让孩子吃太多，尽量多吃容易消化的食物。

两个月后，孩子的体重增加了1.5千克，身体明显胖了。孩子的爷爷奶奶、爸爸妈妈一同来感谢我。

医者仁心，我看到孩子现在变成了"小壮壮"，心里也非常高兴。

第十节　培土生金，把孩子的痰化走

朋友的孩子来我诊室找我看病，不是什么大问题，就是孩子说话的时候嗓子里呼呼啦啦的，不清亮，明显嗓子里有痰。我用听诊器听了听，肺上没事，就是单纯的嗓子有痰。

我告诉他，不用开药，回去买个白萝卜，切成丁，熬水，每天早、中、晚让孩子喝上半碗萝卜水。朋友回去照做，两天痰就没了。

朋友说我真厉害！其实没什么，小孩子嗓子里有痰，表面上看是呼吸道的事儿，但是病根儿在脾上。中医讲，脾为生痰之源，肺为贮痰之器。因为脾虚生出痰来，它在运化水谷精微的时候才会一同输送到肺上，存留在肺脏，也就是呼吸系统上了。所以，治病还是应消食化痰。白萝卜有消食下气的作用，孩子的食积消了，脾虚得缓，脾不生痰了，嗓中自然就清亮了。

脾属土，肺属金，从五行相生相克关系来讲，土能生金。这就是见痰不治痰，培土生金之法。

还有一个化痰的强穴，也要给家长们推荐一下，那就是丰隆穴。丰隆穴很好找，在外踝尖上 8 寸，条口穴外，距胫骨前缘二横指处。丰隆穴是足阳明胃经之络穴，有疏通脾、胃表里二经的气血阻滞，促进水液代谢的作用，按揉这个穴位可以降胃浊、化痰湿，每天左右腿各按揉 300 次即可。

鱼生火，肉生痰，青菜萝卜保平安。要想让孩子不生痰，还要注意少让孩子吃过多的肉类和甜食。

第十一节　孔最穴，快速止住流鼻血

一位宝妈带着孩子来找我看病，说孩子最近总是流鼻血，有两次了，一睡醒发现被面、枕头上都是血，还有两次是正在上课期间，突然就流了。巧的是，宝妈正在叙述孩子的病情，孩子又流鼻血了。我当时拿了一根针灸针，在他的胳膊上扎了一下，鼻血立即止住了。宝妈扶着孩子小心翼翼地去洗手间清洗了鼻腔，一直就没再流。

这个宝妈的好奇心上来了，问我是怎么回事。

我告诉他，孩子流鼻血跟心肺内热有关。鼻为肺之窍，心主血，当心肺二经有热的时候，再加上天气干燥等外因，容易导致鼻腔毛细血管破裂，诱发鼻出血。中医讲"有诸内必形于外"，流鼻血只是表现出来的症状。在孩子胳膊上扎的是孔最穴。

孔最穴，在前臂掌面桡侧，腕横纹上7寸处。这个穴位是足太阴肺经的一个重要穴位。孔，孔隙也。最，多也。所以，这个穴位的意思是，刺激此处，可以让肺经经气如水一样从孔隙中源源不断渗透进来，能够治疗肺经肺脏之急重症和相关的血证，具有肃降肺气、清泻肺热、凉血止血之功，故此穴能泻肺热、降肺气、宣窍络，而达止鼻血的功效。

如果是秋冬季，天气干燥的时候，可以自己用手按揉孔最穴，可以起到预防鼻出血的作用。

还有一个小验方也非常好，用淡竹叶3克，炒栀子5克泡水喝。这个方子里，淡竹叶就是炮制过的竹叶，它入肺、心、胃、膀胱经，可以清热、凉血、利尿。栀子是茜草科植物栀子的果实，入肺、心、肝、胃经，可以清热、泻火、凉血。二药并用，清除心肺内热，从而达到治疗及预防鼻出血的目的。

再说说流鼻血时止血的误区。

当孩子流鼻血的时候，不少家长都会叫孩子仰起头，以阻止鼻血继续流出。从表象来看，孩子的鼻子确实不流血了，但是大家想过没有，鼻血不从外边流出，难道就不会往里边流了吗，血液会通过鼻腔倒流入喉咙或胃腔。所以，流鼻血时仰起头止血是自欺欺人的做法，解决不了问题。

再说说以纸巾止血的方法，首先从效果上来说，卫生纸不具备止血的效果，被血液浸湿后迅速萎缩，根本不能起到堵塞鼻腔的作用。其次，卫生纸沾湿后很可能粘连在鼻腔中，反倒使出血的鼻黏膜难以愈合而导致感染、糜烂，把鼻腔搞得一团糟。所以，这个办法也不可取。

那如何正确处理孩子流鼻血呢？最简单的办法是用冷毛巾或者冰块冷敷额头，或者是颈部的动脉血管。额头和颈动脉是鼻腔血液的必经之地，血管受冷收缩，就会从根本上减少血流。

一定要把这个方法告诉孩子。

第十二节　孩子便秘，告诉您个"通便穴"

家长一定要记住，大便是孩子身体健康与否的一个重要信号。这也是到医院去看病，每个中医师都会问孩子大便是否正常的原因。门诊上，最常见的问题就是便秘和腹泻了。

孩子大便干、便秘，很多家长不以为意。其实，小儿便秘会诱发很多疾病。例如，孩子便秘，大肠经的热邪会传导到肺经，使孩子诱发咳嗽、发烧等呼吸系统疾病；便秘还会导致腹胀，孩子不吃饭，时间久了容易营养不良；便秘还会导致孩子睡眠质量变差、烦躁，并且诱发小儿腹痛；孩子便秘的时候，直肠处于膨胀状态，这时候就会压迫膀胱，导致膀胱的容量减少，同时它还会反复刺激膀胱，这时候孩子就会出现白天尿频、晚上尿床的情况。便秘还会影响身高、智力发育，导致头晕头痛、记忆力减退等等。因此，孩子大便干、便秘要及时调理。在这里给家长们推荐三种方法！

揉腹　将除大拇指以外的四指并拢，揉腹3分钟，揉腹可增强肠道蠕动，帮助排便。

火龙果酸奶　酸奶中有肠道需要的益生菌，可以调理肠道菌群。火龙果可以润肠通便。买一袋酸奶，取一个火龙果，剥皮，将果瓤切成丁，与酸奶搅拌均匀后让孩子食用即可。

揉支沟穴　支沟穴很好找，就在手臂背侧腕背横纹上 3 寸处。支，树枝的分叉；沟，沟渠的意思。所以按揉这个穴位可以让人体沟渠通畅。揉支沟穴可以帮助排便。

有个 3 岁多的小男孩儿，在奶奶的带领下来找我看便秘，我给他揉左右支沟穴，各 3 分钟。孩子还没走出医院门，就开始解大便了。奶奶又拐回来夸我，说真是太灵了。

第十三节　小儿腹泻的中药"泻立停"

俗话说"好汉经不住三泡稀"，拉得就直不起腰了，更别说小儿腹泻了。孩子腹泻，门诊上最常见于三种，分别是食积腹泻、脾虚泻、暑湿泻。

食积腹泻　孩子食积的时候，胃肠道的负担加重，这时候机体为了使胃肠道通畅，就会加速排泄，孩子就容易腹泻。食积腹泻的孩子，由于粪便中有未消化的食物，所以大便臭秽。让孩子吃几天中成药保和丸或消食导滞丸就可以了。

脾虚泻　脾虚泻是由于饮食过多，损伤脾胃造成的。脾虚泻的孩子，大便多呈蛋花汤样。可以取等量的白胡椒面和五倍子，将五倍子打成粉与白胡椒面和匀，加入白醋调成泥状。然后搓成小团贴在孩子的肚脐上，可以健脾止泻。另外，也可以让孩子吃一段时间的中成药参苓白术丸。

暑湿泻　夏季，暑湿当令，小儿贪凉，常常因空调温度过低、冷饮过量、饮食不洁等，以致感受暑湿之邪而腹泻，让孩子服用藿香正气水效果就非常好。

古人云："大便通，病不生。"要想让孩子不生病，一定要注意关注孩子的大便问题，出现了便秘或腹泻，可用上面的方法调理。

第十四节　鼻通穴，搞定小儿鼻塞

孩子鼻塞的时候，大脑处于一种供氧不足的状态，会感到憋闷，整个人也会焦躁不安。白天还好一些，一到晚上就会特别明显，孩子难以入睡，睡觉的时候呼吸音重甚至是张嘴呼吸。

给家长们推荐一个穴位叫鼻通穴。这个穴位很好找，就在我们面部鼻翼软骨与鼻甲的交界处。由于它在迎香穴的上面，并且跟迎香穴一样，有通鼻窍的作用，所以也叫上迎香穴。鼻通穴，顾名思义，按摩这个穴位可以让鼻窍畅通。

无论成人还是小孩子，出现鼻塞的时候都可以按摩这个穴位，并且，这个穴位对于治疗单纯性鼻炎、过敏性鼻炎、肥大性鼻炎、嗅觉功能障碍等都有较好的效果。用自己的食指与中指分别放在孩子鼻翼两侧的鼻通穴上，按揉3分钟即可，会发现鼻腔很快就畅通无阻了。

还有一些小儿，鼻窍不通畅与鼻屎过多有关，家长可以用棉签帮孩子清理清理。记得我家宝宝一岁多的时候，鼻屎特别多，我就用棉签蘸上生理盐水给他清理，清理完会通畅很多。

第十五节 告别儿童尿床的止尿方

通常情况下，儿童遗尿，也就是咱们老百姓常说的尿床，多是指 5 岁以后儿童在熟睡时出现无意识的遗尿。孩子尿床，让家长们非常苦恼。尤其是北方的冬天，天天尿床，有时候碰到连续阴雨的天气，连晒被子的机会都没有。

有些家长比较重视，但是也有些家长不放在心上，认为孩子长大了自然就不尿床了，这种想法其实大错特错。

从发病原因上来讲，小儿尿床可分为两种情况，器质性的和非器质性的。器质性的病因会引起尿床，比如，有些孩子有脊髓栓系综合征，这时候就容易出现遗尿。还有些孩子大脑发育不全，或者智力低下，或者有癫痫、糖尿病、尿路感染等，这时候把这些病治好了，尿床的问题就自然迎刃而解了。所以，孩子尿床，得先排除一下器质性病变。

当然，大多数孩子属于非器质性病变引发的尿床。这类孩子大多表现为夜间睡眠较深、难以叫醒或自醒、睡中小便自遗；有很少部分的孩子白天也会出现尿失禁。

家长们千万别小看了尿床，对孩子的危害非常大。比如说，第一，尿床会对孩子的心理健康造成伤害，孩子会产生自卑、内疚、恐惧、胆小、焦虑、神经质等心理，上学的时候容易注意力不集中，学习成绩下降、烦躁不安等；第二，对生殖系统带来的危害，小儿尿床不治，孩子将来长大了，有可能会出现男子少精、早泄、阳痿、无精、死精，女子月经不调，痛经、白带清稀，头发干枯、不孕不育等；第三，对生长发育的危害，爱尿床的孩子大多会伴有食欲不振，吸收能力差，形体消瘦，发育迟缓，身材矮小，体弱多病等情况；第四，对神经系统的危害，小儿尿床跟神经系统发育有关，这类孩子大多晚上睡眠昏沉、多梦咬牙、烦躁不安、情绪不稳。

给大家推荐一个止尿方：麻黄 20 克，益智仁 30 克，肉桂 15 克，乌药 15 克，山药 30 克，先将麻黄、益智仁、肉桂、山药、乌药磨成细粉，每次用一小勺加入蜂蜜调匀做成药丸。敷于脐部，外用纱布覆盖，胶布固定。每隔 8 个小时换一次。连续用一周即可。如果有的孩子皮肤敏感，可在夜间使用 8 个小时即可，白天不用。

有个尿床的宝宝在妈妈的带领下找我看病，妈妈说，这孩子马上就要上小学了，还天天尿床，要让同学知道了该笑他了。这位妈妈还说，孩子特别气人，平时也不怎么尿，一旦下雨下雪，他准尿床。

我说，这很正常，人是自然界的动物，就像患有骨性关节炎的老年人下雨天容易关节疼一样，小孩子也会出现相应的反应。下雨天尿床的孩子，多跟肾阳虚有关。肾阳虚的孩子，下雨天阴气重，阴不敛阳。而肾为水脏，肾主水液，有主持和调节人体水液代谢的功能。肾阳虚的孩子，外界环境阴湿之邪过重，容易导致肾脏主水功能失调，气化失职，开阖失度，就会引起水液代谢紊乱。这时候孩子就会尿床。

这位宝妈听了恍然大悟，用这个止尿的外敷方连用一周，此后每逢雨雪天，再也没有尿床。我告诉她，这个方子主要可以温补肾阳，所以可以隔段时间给孩子贴一阵子，对改善体质也非常好。

第二章　余说女人

第一节 心有千千结，则身有千千结

一位家在江西的女患者，在丈夫的陪同下来找我看病，拿着一堆化验单。我一翻单子，上面标明查到肾上有肾囊肿，查到甲状腺有甲状腺结节，查到子宫有子宫肌瘤，查卵巢有卵巢囊肿等等。再看这位女士，整个人面如死灰，已经对生不抱希望了。

我跟她讲："你在生活中肯定特别爱纠结、焦虑！"她说是，她的丈夫也说，她经常疑神疑鬼。

我说，病根儿就在这，心有千千结，则身有千千结。我们的情绪包含五种，分别是喜、怒、思、悲、恐。心主喜，肝主怒，脾主思，肺主悲，肾主恐。心又是五脏六腑之大主，心理出问题，身体就会出问题。内心老是纠结，身体里自然也会"打结"，气滞则血瘀，血瘀就会瘀堵，堵到甲状腺当然就是甲状腺结节，到肾上就是囊肿，到子宫就是子宫肌瘤。这是女患者一下子得几种结节的根本原因。

医者仁心，治病救人是医生的天职！我对这位女患者进行了详细的望闻问切，然后四诊合参开了个药方，叮嘱她要按时用药，按时复诊。但是非常遗憾，这位患者第二天又拿着另外一个大夫的处方让我看，说两个处方不一样，很纠结到底吃哪个大夫的药方管用。对此，我能说什么呢？

再后来，就再也没有见过这位患者。

在这里要特别提醒广大女性朋友，一定要注意避免这种现象。做事要宽心，不要总是纠结。生活中，可以常按一按三个穴位：一是膻中穴，膻中穴很好找，位于两乳根连结的中心处，有宽胸理气的功效。这个穴位可以调理人体一身的气机，可用于一切气机不畅的疾病。像爱生闷气、有心烦胸闷等情志疾病，或者有心气郁滞等心脏病变等。二是巨阙穴，巨阙穴在膻中穴的正下方，也非常好找，肚脐正上方6寸处就是了。这个穴位可以治疗胸闷、气短、健忘、心烦等病症。三是太冲穴，位于足背侧，第一、二跖骨结合部之前凹陷处。它是足厥阴肝经上的重要穴位。医生常常亲切地称这个穴位为"出气穴"，意思是当一个人生气的时候，多按按这个穴位，就好像找到了出气筒一样。这三个穴位一般都各揉3分钟即可。太冲穴也可以用力按压。

另外，女性在临睡前还可以经常推一推肝经。推肝经就是沿着足厥阴肝经的循行路线从上往下推。方法很简单，从腹股沟处沿大腿内侧往下推到内脚踝处即可。推肝经，一则可以疏肝解郁，二则可以助肝藏血。肝气条达，人就会神清气爽，内心平静安宁。

第二节　不加"斑"的女人很美

我们在形容女人的脸好看的时候，常常会用到"面如桃花""白璧无瑕"等。如果一个女人的脸上有雀斑、黄褐斑等各种各样的斑的话，那就好像是一片粉嫩的桃花或者洁白的美玉上散落着许多黑点，那可真是煞风景了。

很多女人来找我调治脸上的斑的时候，反而往往看不到斑。原因很简单，她们的脸上常常涂着厚厚的妆。有些女士，我甚至要让她们到洗手间去洗一洗，才能见到真容。不用说，肯定是不想让人看到脸上的斑。它就是这么让人讨厌。

工作中，加班让人讨厌；同样，光滑水嫩的脸上加"斑"也让人心生懊恼。给大家推荐一个我的经验方吧，是一道祛斑茶。方子是当归2克，黄芪10克，玫瑰花6克，佛手6克。

女人脸上有斑，看似面部的问题，实际上是内在的问题。中医讲"有诸内，必形于外"，即是此理。从根本上来讲，是由于女性气血不足，导致气血不能上荣于面所致。《景岳全书》中说："人有阴阳，即为血气。阳主气，故气全则神旺；阴主血，故血盛则形强。人生所赖，唯斯而已。"气为血之帅，血为气之母，气血旺盛时，人就会"形强"，具体到面部就会表现为面色白皙红润。

我的这个方子里，当归味甘而重，故专能补血，其气轻而辛，故又能行血，补中有动，行中有补，为血中之要药。因而它既能补血，又能活血，既可通经，又能活络。当归这味药的名字，意思是说女子想念丈夫，丈夫应当快回来了。所以，方子里我第一味药就用上当归，女人得到了爱情的滋润，当然就会变得气血充盈了。黄芪是补气的要药，它味甘性微温，补而不燥，除了补气固表外，还有两个重要的作用是"除毒生肌、利水消肿"，可以让肌肤更加水嫩。玫瑰花不仅是爱情的象征，作为一味中药，它本身还有活血散瘀、美容养颜、清热解毒之功，而女人脸上的"斑"不正是毒素瘀积在面部吗？最后再加上理气健脾、疏肝和胃的佛手，整个方子让女人的气血运行更加顺畅，同时还可以排毒散瘀。

这个方子的用法也很简单，买回来，装到一个保温杯里，每天上班的时候用开水冲泡代茶饮就可以了。

没有丑女人，只有懒女人！赶紧试试吧！

第三节　瘦出大长腿的防己黄芪汤

一位女士来找我看病，开门见山说要瘦腿，还气呼呼地跟我说，她老公最近特别爱看抖音，经常看抖音上那些大长腿女人的短视频。自己气不过，说他几句，他没吱声，只是有点不屑地看了看她的腿。我看了看这位女士，身高大约一米七，她穿着长裤，双腿明显特别粗，把裤子绷得紧紧的，显得整个人有点"壮壮的"。

因为腿粗，整个人马上从一个大长腿变成了"女汉子"。我告诉她，这种"大象腿"，其实是一种水肿，如果用手按的话会发现有一个坑，而且不能很快恢复原位。从中医上讲，多跟脾肾阳虚有关。

首先是脾，脾脏的一个很重要的功能就是运化水湿，身体里的水液需要脾脏来吸收和转输，从而达到调节人体水液代谢的作用，即脾配合肺、肾、三焦、膀胱等脏腑，调节、维持人体水液代谢平衡。所以，脾脏功能健旺时，运化水湿的功能就比较强，就可以让身体各组织得到水液的充分濡润，又不致使水湿过多而潴留。相反，如果一个人脾虚的时候，运化水湿的功能就会失常，这时候水液就会在体内停滞，进而产生水湿、痰饮等病理产物，甚则还会出现水肿。

继而是肾，五行中，肾属水，中医说，肾为水脏即是此理。肾脏具有藏精和调节水液的作用。从狭义而言，是指肾主持和调节人体水液代谢的功能。

针对这位女士的健康状况，我开出的方子是防己黄芪汤，防己10克，生黄芪30克，白术15克，炙甘草10克。这个方子不是我自己的，是医圣张仲景《金匮要略》里记载的一个非常经典的药方。这个方子有个汤头歌：

> 防己黄芪金匮方，白术甘草枣生姜，
> 汗出恶风兼身重，表虚湿盛服之康。

在这个方子里，防己入脾、肾、膀胱经，有祛风湿、利水的作用，黄芪补气，白术归脾、胃经，主要作用是健脾益气、燥湿利水，甘草可以调和诸药的药性，整个方子益气固表与祛风行水并用。

那位女士喝了有半个月，再过来调理的时候，瘦了约四斤，尤其是腿上瘦得比较明显，真真正正地变成了大长腿的高挑女人了。

第四节　医圣张仲景的名方，让你拥有迷人瓜子脸

很多女人会羡慕身边的某个人有张迷人的瓜子脸，会感叹别的女人怎么命那么好。的确如此，尖尖的下巴，会衬托得嘴巴更厚更性感，会让人感觉眼睛更大更有神。

如果我问你想拥有一张瓜子脸吗？你肯定会感觉遗憾，父母没有给自己遗传一个尖尖的下巴。

在这里告诉大家，事实并非如此！大家以为瓜子脸是遗传，这其实是一种错觉。脸盘大、瓜子脸不明显，其实跟肥胖有关。人一变瘦，尖下巴自然就显现出来了。所以，要想拥有瓜子脸，对于大部分女人来讲，减肥很重要。

有些人胖在腿上，叫"大象腿"；有些人胖在腰上，叫"水桶腰"；还有些人就会胖在脸上，叫"满月脸"。胖在脸上，可以用中药五苓散调

理。五苓散是一味中成药，也是非处方药，如果有的女性感觉自己脸盘大、身体有湿，可以坚持服用一段时间的五苓散。

中成药五苓散是根据医圣张仲景《伤寒论》中的名方制成的成药，它是祛湿剂，具有利水渗湿、温阳化气之功效。而且，这个方子有个特别之处，那就是它可以让湿邪向下走，沿着小便排出体外。头面部有湿邪的女性，多与"水饮上犯、阻遏清阳"有关。所以，这类女性除了感觉脸圆，还大多伴有面部发油、爱忘事儿等症状。

有个女患者，慕名来找我调治。她说，自己23岁大学毕业，孤身一人来北京闯事业，十几年过去，现在38岁，事业已有小成。在别人眼里是"大姐大"，到处都受尊敬。但是自己从来不敢翻看以前的照片，以前的自己虽然钱不多，但是大眼睛、尖下巴，整个人看起来非常精神、有气质，现在成了大圆脸的"肥婆"了。我给她推荐的就是中成药五苓散。她吃了约一个月，脸就瘦了，而且整个人也感觉精神了很多，头脑也清爽了。

这就是五苓散的妙处。五苓散有中成药，但是这个方药还是要简单跟大家讲一讲。五苓散包括猪苓、茯苓、白术、泽泻、桂枝五味中药，"五"是有五味药，"苓"是猪苓、茯苓的简称，所以有此名。如果有的人感觉小便不通畅，可以把桂枝去掉，那就是大名鼎鼎的"四苓散"了，专治小便不利。中药方加减的奥秘即在此处。

第五节　从乳腺炎到乳腺增生、乳腺癌，需要几步

俗话说，痰癌色变！现在，乳腺癌的发病率、增长率都非常高，广大女性一定要高度重视。那么，很多女性心中会有疑惑，乳腺炎、乳腺

增生、乳腺癌是怎么一步一步发展而来的呢？

大家听我娓娓道来。

乳腺炎、乳腺增生、乳腺癌是中医妇科常见的三类疾病，临床上多以乳房疼痛及乳房肿块为主要表现，且多与月经周期及情志变化密切相关，中医认为乳头属肝，乳房属胃，足厥阴肝经循行于乳络，其病机与肝气郁结、脾失健运、气血亏虚、毒热内结有关。

乳腺炎是常见的乳腺感染性疾病，属于良性疾病，通常发生于哺乳期妇女，表现为局部红肿疼痛，皮温升高，后期可以有脓肿形成。一般来说，乳腺炎不会转变成乳腺癌，但是，不能除外乳腺炎与乳腺癌同时存在的情况。另外，也有一部分特殊乳腺癌，比如炎性乳腺癌，症状与乳腺炎类似，需要注意区别。

乳腺增生和乳腺癌，在临床上都以肿块为主，在发病机制上有相似之处，而且某些乳腺增生病可以发展成乳腺癌。乳腺增生病与乳腺癌虽属两种不同性质的疾病，但两者均由内分泌失调引起，而且都与雌激素水平过高有关。在流行病学方面，两者都与精神因素、婚育胎产、哺乳等因素有关，乳腺增生的发病危险因素也是乳腺癌的发病危险因素，这说明两个疾病在发病机制上有相似之处。

国内外研究表明，乳腺增生与乳腺癌的发生有一定的联系，乳腺上皮增生明显增加了癌变的危险，从理论上来讲，任何癌种都是细胞增生的最终恶果，是细胞增生在量变的基础上发生质变，它经历了轻度增生→非典型增生→细胞突变癌性增生的过程。

预防乳腺癌要做到以下四点：①规律锻炼，每天运动 20 ～ 30 分钟就够了，贵在坚持；②保持体重在正常范围内，不要过胖，也不要过瘦；③避免或尽量少饮酒；④尽可能母乳喂养孩子，尤其是哺乳期长于一年半的女性患乳腺癌的风险会进一步降低。

另外，对于广大女性来讲，进行乳房自检也可以早期发现乳腺增生、乳腺肿瘤。女性可在月经来潮后第 9 ~ 11 天进行自检，这个时间段是乳腺检查最佳时间，此时雌激素对乳腺的影响最小，乳腺处于静止状态，容易发现病变。

具体方法是：

1. 面对镜子，双手叉腰，观察双乳房外形、轮廓有无异常。

2. 举起双臂，观察双乳房外形、皮肤、乳头、轮廓有无异常。

3. 左手上提至头部后侧，用右手检查左乳，以手指之指腹轻压乳房，感觉是否有硬块，由乳头开始做环状顺时针方向检查，逐渐向外（约三四圈），至全部乳房检查完为止，用同样方法检查右边乳房。

4. 仰卧平躺，肩部稍垫高，举起右手臂，左手触摸右侧腋下、乳房尾叶有无肿块。该处为淋巴，如果有淋巴肿大，也应高度重视。

5. 最后再以大拇指和食指压拧乳头，注意有无异常分泌物。

西方有句谚语：罗马不是一天建成的。乳腺癌也不是一下子就患上的。对于广大女性来讲，一是要保持情志舒畅，不要老生闷气、发脾气；二是要适当运动，使人体气血通畅；三是要早发现，越早发现，可选择的治疗方法就越多。大家谨记！

第六节 避免"胸"险，常听胡笳十八拍

在我们身边，有很多人是因为一种病找大夫诊治时，发现另一种疾病的。在一些人看来，这是倒霉事，但我认为这是幸事。有一位女患者，经常眼干、口腔溃疡，经朋友介绍来找我看病。她说，自己经常跟人吵架、发怒，还经常独自生闷气。我问她有没有乳房胀痛、痛经等问题，她说有，但是感觉问题都不是太大，主要是口腔溃疡太疼了，一发作就疼得吃不成饭。

我告诉她，你所有的病都跟一个原因有关，那就是生气。女性的乳房是足厥阴肝经的循行之所，而肝主怒，一个人生闷气的时候容易出现肝气郁结，时间久了，就会导致气滞血瘀，进而诱发乳腺增生、乳腺癌等病症。另外，肝开窍于目，爱发怒也同样会导致眼睛干涩。气滞血瘀同样还会诱发痛经等病症。

我这样一讲，这位女士真的就像是被当头棒喝了一般，一下子明白了。我给她开了调理的处方，同时也告诉她一个音乐疗法。那就是常听最宜养肝的曲目《胡笳十八拍》。肝属木，肺属金，肺金克肝木，这首曲子中属于金的商音元素稍重，刚好可以克制体内过多的木气，同时曲中婉转地配上了较为合适的属于水的羽音，水又可以很好地滋养木气，使之柔软、顺畅。

这首曲子最佳的聆听时间是 19 ～ 23 时。这段时间是一天中阳气最弱、阴气最重的时间，一来可以克制旺盛的肝气，以免过多的肝气演变成肝火，另外可以利用这个时间旺盛的阴气来滋养肝，使之平衡正常。

后来，这位女士有什么感冒发烧之类的疾病都来找我调理，看见身边朋友有不舒服也极力向我推荐。她说，自从找我看过病以后，就像换了个人似的，再也不生气发怒了。

《胡笳十八拍》，相传为东汉末年蔡文姬所作。蔡文姬，曾被匈奴掳走，一生曾三次嫁人，命运坎坷。作为一个女人，在烦躁易怒时听听她创作的歌曲，想一想她悲惨的命运，再想想自己，简单做一下对比，怎么能不感觉到幸福呢？又怎能不宽心呢？

第七节　做个"睡美人"，告别失眠的"消梦穴"

如果要让医生来回答女人最好的化妆品是什么，医生十有八九会说

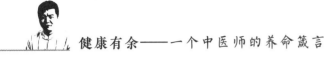

是良好的睡眠。中医讲，卧则血归于肝！意思是说，当一个人在睡眠状态的时候，血会回归到肝脏，而肝藏血，当血回归肝脏的时候肝脏受到滋养，女人就会气血充盈，气血充盈则面如桃花，气血槁枯则脸色干枯。

但是，现代女性由于工作、生活方面的压力，很多患有睡眠障碍。主要表现为晚上难以入睡，或者整夜总是胡乱做梦、似睡非睡、似醒非醒，有的还会半夜醒来。

那么，失眠的女人如何拥有美丽呢？如果不解决失眠的问题，买多少化妆品、办多少美容卡都是徒劳。美容一定是内调，或者内调加外用。

在这里给大家推荐一个内调的小方法，简单有效，那就是按一按"消梦穴"。这个穴位就是神门穴。神门穴是手少阴心经的穴位之一，很好找，就在手腕上神门穴位于腕横纹尺侧端，掌根尺侧突起后方的凹陷中。神门，看其字面上的意思，是指神出入的门户。用到中医上，何为神？心主神明，为五脏六腑之大主。按揉这个穴位，可以让心神安和，这时候人自然就不会睡不着，也不会做什么乱七八糟的梦了。神门穴有安神、助眠之功效。每天晚上，睡觉前泡脚的时候或者躺下关灯之后，按压神门穴100下。两只手都要按。

一次，医院给我安排一个健康讲座，我就给大家讲到神门穴及按摩方法，有几个女听众第二天就通过微信给我反映，真的很有效，很久没有睡得这么香、这么沉了，一觉到天亮，第二天起床时神清气爽。

穴位其实也是药，用对了，准确按摩一个穴位，照样起到神奇效果。

第八节　三白甘草汤让你的脸白里透红、与众不同

有个化妆品的广告词让我印象很深刻，叫"白里透红，与众不同"。

事实确实如此，一张白里透红的脸会让女性在悄无声息中增加回头率，提高关注度。

无论在学校，还是在职场，白里透红的脸庞会让你占据优势。这是不能说的秘密，也可以说是"潜规则"。试想一下，同样是一群参加职场应聘的女性，如果学历、能力相同，是神采奕奕的女性获胜的概率高，还是一个憔悴不堪的女人高？当然是前者。

对于一位成年的女性来讲，身高、面相已经无法改变，但是，我们可以让自己的脸变得白里透红，变得迷人万分。在这里给大家推荐"三白甘草汤"。三白指的是白芍、白术、白茯苓，加炙甘草，正好四味。取白芍、白术、白茯苓各9克，炙甘草6克，水煎，可以温服，也可以当茶喝。这几味药都很普遍，一般的药店都能买到，而且很便宜。

三白甘草汤配伍精当，适于气血虚弱导致的皮肤粗糙、萎黄、黄褐斑、色素沉着等。白芍可以平肝养血，而肝藏血，女子以肝为先天。白术归脾、胃经，可以健脾益气、燥湿利水。脾胃为气血生化之源，所以这里要用到白术。白茯苓味甘、淡，性平，入药具有利水渗湿、益脾和胃、宁心安神之功用。再配上可以调和药性的甘草，来增加药效。中医认为人的皮肤光泽与否和脏腑功能有密切关系，如果脏腑病变、气血不和，就会导致皮肤粗糙，面部生斑。因此，三白甘草汤是从调和气血、调理五脏的功能入手，从而美白祛斑。

现代都市白领、上班族们工作、生活压力大，待在电脑前的时间长，加上熬夜，大多都处于气血虚弱的状态，而这个三白甘草汤正好对症下药。

再告诉大家个秘密，据《本草品汇精要》记载：白茯苓磨成粉末涂在脸上，还能治疗痘痘以及怀孕后的雀斑，祛除黑头、美白肌肤。

没有丑女人，只有懒女人。要想拥有白里透红的水嫩面庞，那就不妨一试。

第九节　流传千年的"甘麦大枣汤"
来缓解更年期不适

　　病出在谁身上，谁才会知道病的痛苦。即便是身边最亲近的人，往往也是远远理解不了的。有位女病人，48岁，来找我看病时嚎啕大哭，说自己不知道怎么回事，总是感觉到精神恍惚，经常胡思乱想，有时候想着想着还会不由自主地哭起来，夜里睡觉的时候好像跟枕头有仇，翻来翻去睡不着。还有的时候，会控制不住自己的脾气，对着身边的同事、朋友、家人大发雷霆。有一次跟儿子发了脾气，儿子忍不住回怼了她一句，说她是"神经病"！

　　我其实很理解这位女士的心情，她其实是更年期综合征。更年期综合征又叫围绝经期综合征，是指妇女绝经前后出现性激素波动或减少所致的一系列以自主神经系统功能紊乱为主，同时伴有神经心理症状。

　　进入更年期以后，有些女人比较幸运，很平顺就过去了，也有些女人的症状会非常明显，因此，对于更年期的女人来讲，家庭氛围非常重要，家人要充分理解女人在这个时期的痛苦，要给予必要的呵护。更年期综合征，中医又叫"脏躁"。医圣张仲景在《金匮要略》中记载了一个非常有名的方子，流传至今，那就是大名鼎鼎的甘麦大枣汤。可以说，现如今的中医师在治疗女人脏躁时大多会用到这个方子。

　　甘麦大枣汤的组方非常少，只有生甘草10克，浮小麦30克，大枣10枚。将大枣掰成两半，和生甘草、浮小麦加到砂锅中，倒入两小碗水，大火烧开后换成小火再熬上20分钟。等药汁剩下约1小碗的时候，将药汁倒出来，再加入两小碗水，用同样的方法煎成一小碗。最后把两小碗药汁混在一起，分成三份早中晚服用即可。这个方子可以养心安神、补脾和中。一般情况下服用两三天即可见效。

还有一味中成药叫坤宝丸，治疗脏躁效果也非常好。由女贞子、覆盆子、菟丝子、枸杞子、何首乌、龟甲等中药组成，具有滋补肝肾、镇静安神、养血通络的功效。常常用来治疗女性绝经前后、肝肾阴虚引起的病症，如月经紊乱、潮热多汗、失眠健忘、心烦易怒、头晕耳鸣、咽干口渴、四肢酸楚、关节疼痛等症状。如果您有上面的症状，买回来按说明书服用即可。

女性进入更年期之后，一方面自己要有意识，可以主动找医生调治；另一方面家人也需要给予其更多的理解和关心。只有这样，才能平稳度过这道坎儿。

第十节　告别"太平公主"的丰胸穴

2013年，一名经常在我这调理的女士带自己的女儿过来看病。其实她女儿没有什么妇科问题，唯一的问题就是胸部太小，已经18岁了，可乳房几乎没怎么发育，她妈妈挺为她苦恼的，女儿也比较自卑，形容自己是"太平公主"。

因为她妈妈知道我比较擅长治疗妇科方面的疾病，就带女儿过来问问中医有什么办法。这个女孩子近期要去美国念书，不便服药，我给她开的是穴位按摩并配合扩胸运动。后来，这个女孩去了美国，就没再来就诊，一年后假期回来，再来我处复诊，自述乳房确实还是有变化的，外形显得丰腴多了。

女性乳房是女性的第二性征，丰满的乳房是女性健美的一个重要标志。女孩子步入青春期后，乳房开始发育，并且随着乳腺组织不断发育，乳房渐渐增大，一般16～17岁时乳房发育成熟，此时乳房外形丰满。乳房大小因人而异，一般身材瘦长者的乳房较小，身体矮胖者乳房较为丰满。

常见的乳房发育不良为无乳房、小乳房、无乳头、乳房不对称、乳房发育迟缓、多乳头、巨乳症等。

小乳房是常见的现象，表现为乳房明显偏小，胸脯平坦，多属生理性，有一定的遗传因素。如果生殖器及其他性征如阴毛、腋毛等发育正常，月经正常，则对婚育的影响不大。

随着哺乳期的到来，在体内激素的作用下，乳房可能增大，不影响哺乳。乳房的发育受很多因素的影响，如内分泌、营养、遗传、种族、体型、疾病等。这些因素常常决定乳房的大小及丰满程度，也可导致乳房发育不良或异常。其中，有些因素是生理性的，也有些属于病理性的。

现代医学认为，乳房发育主要与下丘脑－垂体－卵巢轴分泌激素功能相关，尤其与雌、孕激素水平有密切关系。若机体雌、孕激素水平下降，则会使乳腺发育不良，从而导致乳房扁平偏小。

女性乳房与足少阴肾经有密切的联系，肾的先天精气对乳房的生理病理影响最大，肾气盛则天癸至，两乳渐丰满，肾气衰则天癸竭，乳房也即衰萎。女子以血为本，常表现为阴血不足。

中医学认为，乳房与冲任两脉、足阳明胃经、足少阴肾经、足厥阴肝经关系最为密切。乳房发育不良是肾气虚、肝血不足、冲任脉络空虚所致，或因肝郁气滞、瘀阻脉络、冲任不调而成。肾气虚型一般伴有眩晕耳鸣、失眠多梦、腰膝酸软等症。而肝气郁型伴有情志不畅、心情郁闷、经常叹息、胸闷不适、脘腹胀满、纳谷不香。

上面这个女孩子，我给她选择的穴位是丰隆穴、足三里穴、太冲穴、膻中穴、乳根穴。丰隆穴很好找，在外踝尖上八寸，条口穴外一寸，距胫骨前缘两横指处。丰隆穴是足阳明胃经的穴位，脾胃是气血生化之源，所以选择此穴的目的是为了补益气血，也有让乳房丰满隆起的意思；足三里穴位于犊鼻穴下三寸，距胫骨前缘一横指处，足三里的作用是补中益气，通经活络。女人中气足了，昂首挺胸，再加上经络通畅，胸部自然就会缓缓发育了；第三个是太冲穴，它是足厥阴肝经的重要穴位，位于足背侧，当第1跖骨间隙的后方凹陷处。太冲有发源、原动力的意思，可以疏通肝经。膻中穴位于两乳根连线的中心处，可以宽胸理气。乳根穴位于乳房根部，可以通乳化瘀。上面的每个穴位各按摩两分钟，动作轻柔，同时配合左右前后的扩胸运动即可。

第十一节　卵巢囊肿不是绝症

说起身体的肿块，很多人会谈之色变，好像得了绝症一样。其实，很多身体肿块儿并不都是绝症。一年前，老家一个堂弟给我打电话，说他和妻子准备要孩子，到医院去做了优生优育检查。自己倒没什么问题，但是他妻子通过彩超检查发现有卵巢囊肿，吓得从上午哭到晚上，想让我这个北京的专家给看看。

我一听卵巢囊肿，就告诉他不用担心，这种病在20～50岁的女性中间很常见，不是绝症。但由于卵巢囊肿可能会诱发流产，因此备孕的话，最好及时治疗。

我给他推荐了"当归桃仁灌肠方"——当归、桃仁、红花、赤芍、桔梗、川楝子、延胡索、败酱草、红藤、黑附子各9克，生地黄、枳壳、柴胡各 12 克，甘草、细辛各 3 克，川牛膝、川芎、吴茱萸、水蛭各 6 克，生黄芪 30 克，土鳖虫 10 克。这个方子有活血化瘀、软坚散结的作用。

用法很简单，把以上方药加水 400 毫升，大火烧开后换成小火，再煎 20～30 分钟，这时候药汁差不多就剩下 200 毫升了。将药汁倒出来，待药汁温度降到 35～40 摄氏度时，进行灌肠，每晚一次。灌肠前要注意，排净大便，取左侧卧位将肛管插入肛门 20 厘米左右，滴速每分钟 40～60 滴，药液留置至少半小时，让药液被充分吸收即可。

这个灌肠法治疗卵巢囊肿效果非常好。我在临床中观察发现，在治疗的 66 例女性患者中，治愈 40 例，显效 15 例。无效 11 例。堂弟妻子灌肠 4 周后，到医院检查，囊肿消失，当地医生提示，可以准备怀孕了。

讲到这里，还要解一下诸多女性的心结。卵巢囊肿并不可怕，在妇科疾病中是一种常见疾病，大多是良性肿瘤，不用特别担心。这种病以生育期的女性较为多见，一般早期没有明显的症状，大多是通过体检无意发现的。发现卵巢囊肿时，如果经专业医生确定是良性肿瘤，则不用担心，也不需要特殊的处理，定期检查就可以了。如果肿瘤比较大，患者感觉到了挤压痛，或者触摸腹部时感觉到包块儿，那就应进一步检查治疗了。

因为卵巢囊肿还可能会导致不孕、早期流产等，所以如果有的女子总是怀不上孩子，或者意外流产，最好上医院进行检查，排除卵巢囊肿的可能。

第十二节 "仙人揉腹"告别便秘

许多女人对便秘不以为意，或羞于启齿，这是我在门诊上长期诊病时发现的。因为我是一名中医师，因此为每个病人诊病开方时，问二便是必需的。但是在问到很多中青年女性的时候，大多人的回答会含糊不清，例如"还行""差不多"等等，不愿意细说，即便是面对大夫。

事实上，便秘对女性的危害非常大。粪便长时间滞留肠道，除了会诱发肛裂、痔疮、直肠脱垂、性欲减退等疾病外，还会增加癌症的风险。它对女性的容颜影响同样非常大。其一，便秘会导致肥胖；其二，便秘会引起口臭或体臭。试想一下，如果一个漂亮的女孩子口臭或体臭很明显，就会让人敬而远之，甚至心生厌恶。其三，便秘还会使体内聚集大量的有害毒素，使女性出现痤疮、面部色素沉着等。

所以，对于女性来讲，关注便秘，让肠道通畅，对健康尤其重要。当然，也有很多人因为便秘想了很多办法，比如服用各种各样的酵素，有的刚开始还有效果，但是时间长了就不行了，酵素一停，便秘又出现了。可见，服用酵素也不是一个长久之法。

其实，有很多缓解便秘的办法。

首先给大家推荐最简单却非常有效的办法，那就是顺时针摩腹，每天500下，早晚各一次。

摩腹是一个不花钱的养生方法，中医、西医都非常推崇。从中医上讲，腹为"五脏六腑之宫城，阴阳气血之发源"。经常揉腹可通和上下、去旧生新、充实五脏。乾隆皇帝是中国历史上最长寿的帝王，他的锻炼方法里就有"腹常揉"。道家也非常推崇摩腹，给起了个非常神奇的名字叫"仙人揉腹"。从西医上讲，人的肠道分为升结肠、横结肠、降结肠，所以顺时针摩腹可以明显促进肠道的蠕动，另外，还可以促进血液及淋巴液的循环，既可以缓解便秘，还可以预防疾病。

其次是食疗，火龙果加酸奶，坚持吃上几天就可以。每天早晨半个火龙果，切成丁倒入酸奶中，早餐后吃下即可。

再者是肚脐贴敷。如果便秘症状比较重的话，可以试试用枳实葱白生姜饼贴肚脐。

处方：枳实 30 克，大黄 50 克，元明粉（又名玄明粉）50 克。

制法：将以上药物混合打粉，蜜调，制成圆饼。

用法：敷于脐部，外用纱布覆盖，胶布固定。外敷暖宝宝或热水袋加热。注意防止烫伤，每日两次，每次半小时。

这个方子主治各种顽固性便秘，一般 12～24 小时左右气通自愈。

俗话说，三天不大便，等于一包烟。因此女性便秘要引起高度重视，还要注意预防。平时的饮食过于辛辣，食物过于精细，导致肠道缺乏津液，引发便秘。因此，大便干、便秘的女性，要少吃火锅、麻辣烫等食物，多吃蜂蜜、火龙果、苹果、芹菜等食物。

第十三节　余不痛经

我遇到过一位痛经患者，30 多岁，她痛经能痛到什么程度，很多人难以想象。她说，晕厥后被同学、同事送回家是常有的事。每到经期都如临大敌，后来在我的中药调理下，摆脱了折磨自己近三十年的痛苦，终于体会到岁月静好。

"大姨妈"失调，至少有 5 种情况，你摊上的是哪一款？

1. 经常不请自来

月经先期是指月经比正常周期提前 7 天以上，有的甚至 10 多天，并且连续发生两个周期以上，它也被称为"经行先期""月经超前"或"经早"。

如果月经仅仅提前 3 ～ 5 天，而且没有其他不适，那就不必担心，属于正常范围，月经偶尔提前一次也不属于月经先期。

中医认为，月经先期以气虚、血热者为多见，常治以补气和清热之法。

气虚型月经先期

多是由于素体虚弱，或劳力过度、忧思不解、饮食失节等原因，导致中气亏虚，不能统摄经血所致。如果症状不重，可以自行用"益母草大枣瘦肉汤"调治。取益母草 15 克，大枣 10 枚，猪瘦肉 200 克，料酒、姜、葱、盐、味精、胡椒粉、香油各适量。猪瘦肉洗干净，切块儿；大枣洗净去核；益母草清水洗净。锅中先放入猪瘦肉、料酒、姜、葱、大枣及适量的清水，大火烧开后改成小火炖 30 分钟，然后放入益母草，加入盐、味精、胡椒粉、香油，再用小火煮 5 分钟即可。这个方子可以活血化瘀、调经止痛，对月经先期、月经量少、颜色淡者有很好的改善作用。

血热型月经先期

这类女性素体阳盛，或过食温燥、辛辣之品，或者感受热邪，迫血妄行，导致月经提前。这时候可以喝"茅根藕节饮"。准备鲜茅根 30 克，鲜藕节 30 克，白糖少许。将鲜茅根、鲜藕节用清水洗干净，藕节切成片，然后共同放入锅中加水，大火烧开后换成小火煎 15 分钟即可。可以根据自己的口味加入适量白糖调味。此方清热凉血，对血热妄行的月经先期量多、心胸烦闷有较好的效果。

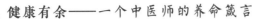

郁热型月经先期

有些女性爱生闷气，或情绪抑郁不乐，郁久化热，伤及冲任，导致月经提前。可以选泽兰叶（干品）10克，绿茶1克，共同放入杯中，加沸水冲泡，盖严后焖5分钟即可当茶饮用，也可以配合服用加味消遥丸。

虚热型月经先期

还有些女性属阴虚体质，或者失血伤阴、产多乳众、耗损精血，或者思虑过度等，导致虚热内生，不能制约经血，造成月经提前，可食用"黄精黑豆鲫鱼"。准备黑豆200克，黄精50克，生地黄10克，陈皮15克，鲫鱼1条，盐适量。将黑豆放入锅中，不必加油，炒至豆衣裂开，加水洗净，晾干。将鲫鱼去内脏洗净，黄精、生地黄、陈皮分别用水洗净。锅中加入适量清水，大火煲至水开后加入全部食材，中火熬至豆软熟，加盐等调料即可食用。此方中生地黄滋阴凉血，黄精滋阴补肾、养血补虚，鲫鱼补虚，整个方子可以滋阴补虚清热，可治疗虚热型月经先期。

2."姨妈"约会经常迟到

月经后期通常指月经比正常周期错后7天以上，甚至四五十天一潮，而且要连续发生两个周期以上。它又称"经行后期""经水过期"或"经迟"。如果仅延后3～5天，且无其他不适者，或偶见延后一次，此后仍如期来潮者，均不作后期论。

中医认为，月经后期一般分为血虚、肾虚、血寒和气郁四种。总体上是虚实两类：虚损致冲任不充，瘀滞致冲任不利，是发病的主要机理。

肾虚型月经后期

这类女性多由于先天肾气不足、房劳多产、肾虚精亏，导致血海不能按时满溢，而使月经后期而来。除了月经推迟外，还多会表现为腰膝酸软、头晕耳鸣等症状。可常喝"五味子桂圆粥"，准备10克五味子，

20 克桂圆肉，150 克大米，白糖适量。先将五味子洗干净，加入锅中，倒入清水烧开后，再用小火煎煮 20 分钟。然后将五味子捞出，加入大米和桂圆，大火烧开后换小火煮 30 分钟，于月经后每日一次，连服 3 ～ 5 天即可。

血虚型月经后期

这类女性大多体质虚弱，或者久病失血，或产育过多等，就像《丹溪心法》中说："过期而来，乃是血虚。"此外，还会伴有小腹绵绵作痛、头晕眼花、面色苍白等症。这时候可常喝当归生姜羊肉汤。准备当归、黄芪、党参各 25 克，生姜 50 克，羊肉 300 克，盐适量。将羊肉洗净切成块，三味药用纱布包好，一起放入砂锅中加水，大火烧开后换小火煮 2 小时，将纱布中药包捞出，加入盐等调味料后吃肉喝汤。于月经后每日一次，连服 3 ～ 5 天。

寒虚型月经后期

《景岳全书·妇人规》中说："惟阳气不足，则寒从内生而生化失期。"寒虚型月经后期多表现为小腹冷痛、得热则减，肢冷畏寒，腰酸无力、面色苍白等。可常吃"艾叶生姜鸡蛋"，准备艾叶（干）9 克，生姜 15 克，鸡蛋 2 个，将艾叶、生姜、鸡蛋共同放入砂锅中，煮熟后，剥去蛋壳，再煮片刻，去药渣，吃蛋喝汤。于月经前 7 天，每日一剂，连服 4 ～ 5 天。

气滞型月经后期

经常郁郁寡欢，气机不宣，血为气滞，冲任受阻，会表现为气滞型经期延后，这类人多还会伴有经色暗红、胸胁乳房胀痛等。这时候可用益母草 50 ～ 100 克，陈皮 9 克，鸡蛋 2 个，做"益母草陈皮汤"。做法是将益母草和陈皮、鸡蛋加水共煮，鸡蛋熟后剥壳，再煮片刻，去药渣吃蛋喝汤。于月经前每日 1 次，连服 4 ～ 5 天。

3."姨妈"一来动静很大

崩漏，又称漏下、崩中，是指妇女非周期性、非正常行经而阴道下血如崩或淋漓不尽，以月经周期紊乱、子宫出血如崩似漏为主要表现的月经类疾病。

经血非时而下，并量多如注，谓之崩、崩中或经崩；淋漓不断谓之漏、漏下或经漏。崩与漏虽出血情况不同，但在发病过程中两者常互相转化，故临床多以崩漏并称。崩漏是妇女月经病中较为严重复杂的一个症状，以青春期妇女、更年期妇女多见。大多数中医的观点是，崩漏的病机多为冲任损伤，不能制约经血所致。

需要提醒的是，女性出现崩漏时，应及时到医院进行止血治疗。待血止后，可运用中医理论进行调理。

肾虚型崩漏

肾虚型崩漏的女性可分为肾阴虚型和肾阳虚型。肾阴虚型主要是虚火内炽、迫血妄行引起，主要表现为出血量多或少，淋沥不断，同时还伴有头晕耳鸣、腰酸膝软、手足心热、颧赤唇红；肾阳虚型主要表现为经乱无期，经血量多，腰痛如折，畏寒肢冷，小便清长，大便稀溏等。无论肾阴虚还是肾阳虚，都可用山药山萸粥进行调理。取山萸肉60克，鲜山药100克，大米100克，白糖适量。将山药、山萸肉煎汁去渣，加入大米熬粥，熬至烂熟后加入白糖调味，即可食用。因为山萸肉、山药药性比较平和，所以属于平补，可补阴阳，具有补肾敛精、调理冲任的作用。

脾虚型崩漏

主要是脾虚导致脾不统血，主要表现为量多如崩、淋漓不尽、神疲体倦、气短懒言、四肢不温、面色淡黄等。这时候可做一道"乌鸡粥"给自己调补。取乌鸡1只，糯米100克，葱白3根，花椒、盐适量。将鸡去毛洗净，除内脏，切成块儿煮烂，再加入糯米及葱白、花椒、盐煮粥。这个方子可益气养血，止崩安胎。

血热型崩漏

血热易致热伤冲任，迫血妄行，主要表现为量多如崩，或淋沥不断，心烦少寐、渴喜冷饮、头晕面赤，推荐茅根陈皮粥。准备白茅根60克，陈皮10克，大米、大麦仁各50克，盐少许。先煎白茅根、陈皮，去渣取汁，加入大米、大麦仁煮粥至烂熟后放盐。每天早晚2次，空腹趁热食用，可凉血止血。

血瘀型崩漏

血瘀易导致瘀滞冲任，血不循经，主要表现为月经量多或少，淋沥不尽，小腹疼痛拒按，舌紫黯或有瘀点等，可用川牛膝来炖猪蹄汤。取猪蹄250克，川牛膝20克，米酒20～50克。将猪蹄和川牛膝共同放入砂罐中炖至烂熟，趁热加入米酒服用，可活血祛瘀。

4."姨妈"迟迟不驾到

我见过一个女患者，28岁，月经推迟25天。在月经推迟期间，她总感觉自己的月经很快就会来，但是迟迟未出现。她也因此出现了全身肿胀、心情烦躁等经前期综合征。就诊时，她跟我说，自己最近一段时间天天加班，而且心情烦躁，经常生闷气。当时我就给她针刺了几个穴位，包括手上的致污穴。结果，这位女患者在回家的路上就来月经了，可她自己都不知道，还是地铁上的一位男士告诉她的，令她既羞愧又开心。羞愧的是当时她穿着白裙子，后面一片"血染的风采"。高兴的是月经终于来了，心情也一下子好起来。

月经推迟是月经不调的一种常见类型。女性月经周期平均28天，提前或延后7天左右仍属正常范围。但是如果超出7天后还没有来月经，即为月经推迟。

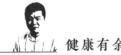

当然，月经推迟如果发生在育龄妇女身上，应首先排除怀孕的情况。中医认为月经推迟和肾功能有关。肝肾亏损或气血运行不畅都会造成月经推迟。

治疗月经推迟有一个特效穴——致污穴。致污穴不是一个点，是三个点，均匀地分布在大拇指第一指节中线上。如果出现月经推迟的话，有条件的可以到中医院进行针刺治疗，也可以自己用牙签点刺致污穴。另外，还可以常揉太冲穴，太冲穴是足厥阴肝经的重点穴位，位于足背侧第一、二跖骨结合部之前凹陷处。揉这个穴位可以疏肝、理气、解郁，被称为"消气穴"。很多疾病与心情有很大关系，像上面这位女患者，如果不是心情太糟，可能就不会出现月经推迟的问题了。

5. "姨妈"一来就让人隐隐作痛甚至痛苦不堪

据文献报道，全球约80%的女性有不同程度的经期腹痛，我国女性的发病率在30%左右。经期腹痛是指月经期间及月经前后出现明显下腹部痉挛性疼痛、坠胀或腰酸痛等病态。

现代医学认为，月经是伴随卵巢周期性变化而出现的子宫内膜周期性脱落及出血。下腹部疼痛是其主要症状，严重疼痛可牵涉至腰骶、外阴、肛门等部位，或伴有恶心、呕吐、坐卧不宁、面色苍白、冷汗淋漓、四肢厥冷等全身症状。

中医认为，经期腹痛主要是由于"不通则痛"或"不荣则痛"所致，有虚实之分。治疗方法以通调气血为主。

气滞血瘀型痛经

此证患者多有情志抑郁，肝郁气滞，主要表现为经前或经期下腹胀痛，拒按，月经量少，色紫黯有块，块下痛减，伴胁痛，乳房胀痛。给这类女性推荐一道玫瑰花茶。方法很简单，取月季花10克，玫瑰花和陈皮各6克，红糖适量。将前三味用沸水冲泡，加入红糖代茶饮即可。此方可疏肝理气，化瘀止痛。

寒湿凝滞型痛经

此证患者多因经期感寒，表现为经前或经期小腹冷痛，得热痛减。可用山楂肉桂红糖饮调理。取干山楂 15 克，肉桂 5 克，红糖 30 克，将干山楂、肉桂放入砂锅中，加清水煎汁，加入红糖，调匀即可饮用，可温经驱寒，调经止痛。

湿热瘀阻型痛经

出现这种证型的女性多表现为经前、经期小腹胀痛或疼痛，有灼烧感，经血量多、经期延长，质稠或夹杂较多黏液；带下量多，色黄质黏，有臭味。这种证型的女性看舌苔最好鉴别，大多舌质红，舌苔黄腻，可用车前小豆大米粥调理。准备赤小豆 30 克，桑白皮 15 克，益母草 20 克，车前草 30 克，大米 60 克，薏苡仁 30 克。将桑白皮、益母草、车前草加水煎取药汁，加入大米、薏苡仁、赤小豆熬粥，每天早晚服用，可清热利湿，活血止痛。

气血虚弱型痛经

还有些女性的痛经是由于身体气血亏虚引起的，主要表现为经期或经净后小腹隐隐作痛，月经量少，色淡，质薄，神疲力乏，面色萎黄。可用姜桂红糖饮调理，取生姜 30 克切成丝，肉桂 10 克，大米 30 克，大枣 10 枚，红糖适量。锅中烧水，大火烧开后换成小火煮熟即可食用。一般在行经前 3～5 天为一疗程，早晚温热服用，可温经散寒，理气通经，活血止痛。

肝肾亏虚型痛经

此证患者素体虚弱，肝肾不足，或多产房劳。主要表现为经后小腹隐痛，经来色淡，量少，腰膝酸软，头晕耳鸣。给这类女性推荐一道美味——山萸羊肉汤。准备新鲜怀山药 30 克，山萸肉 10 克，当归 15 克，金毛狗脊 30 克，羊肉 500 克。羊肉切成小块，然后同四味中药一起加入清水中，炖烂后吃肉喝汤，可补肾填精，养血止痛。

第十四节 四肢冰凉，用"当归四逆汤"来泡脚

有个好兄弟，三十四岁才结婚。婚后一次我们两个在一起吃饭，他长叹了一口气。我问他怎么了，跟弟妹闹矛盾了？他摇了摇头说，那倒没有，感情非常好，但是生活上有点不协调。

朋友说："我爱人不知道怎么回事，她的手脚特别凉，尤其是冬天，冰凉冰凉的，晚上睡觉，她把她的手脚放我身上，我都会被冰得打哆嗦。夏天还可以，她身上凉凉的，一起睡觉很舒服，但是冬天我实在受不了。现在我们一直分床睡。"

我听了笑着说，手脚冰凉是一种症状，从中医上讲，这是人体阳气不能达于四肢末端所致，根本原因与心血亏虚有关，心血虚时不能把血液送到四肢末端，所以就会感觉到四肢冰凉了。调理一下就可以了，不是什么大问题。

我当时给他发了个短信，是个泡脚方，方子包括当归12克，桂枝9克，芍药9克，细辛3克，通草6克，大枣8枚，炙甘草15克。并告诉他，回去把这些药加上水，大火烧开后换成小火再煎二十分钟，然后倒入洗脚盆中，泡脚二十分钟。

朋友的爱人用此法泡脚，第二天朋友就告诉我，媳妇一夜脚都是暖暖的。她后来隔三差五就用这个方法泡脚，手脚冰凉的问题就解决了。

上面这个药方，是医圣张仲景的一个经典方，名叫"当归四逆汤"。当归四逆汤主治血虚寒厥证，手足厥寒，或腰、股、腿、足、肩臂疼痛，口不渴，舌淡苔白等病症。方中当归既能养血，又能和血养血为君；桂

枝温通经脉，以畅血行，芍药益阴和营，二味相配，内疏厥阴，调和营卫为臣；细辛散表里内外之寒邪，通草入经通脉为佐；甘草、大枣温养脾气为使。诸药合用，有温养经脉、通畅血行之功。

如果喜欢艾灸的话，还可以常灸一下4个穴位，分别是至阳穴、腰阳关穴、命门穴和关元穴。至阳穴在第7胸椎棘突下凹陷处，为督脉阳气隆盛之处，该穴有振奋宣发全身阳气、疏通经血、利湿热、宽胸膈、安和五脏、补泻兼施之功。腰阳关在第4腰椎棘突下凹陷处，可以温经散寒、疏通经络。命门穴，在第2腰椎棘突下凹陷处，命门即为生命之门户，中医认为命门藏"真火"。最后一个是关元穴，在肚脐正下方3寸处，同样有培补元气的作用。

选取这4个穴位，是我多年的临床经验。至阳穴、腰阳关穴、命门穴都在背部的督脉上，督脉，督一身之阳气，选择这三个穴位可以培补阳气。而关元穴则在腹部，腹为阴，背为阳，这样从阳引阴，有道是善补阳者，必阴中求阳。这样取穴，方显疗效。

第十五节　宫寒的女人常灸关元好处多

顾名思义，宫寒即子宫寒冷，属于中医学特有名词。指妇女肾阳不足，胞宫失于温煦所出现的症候，往往伴有下腹坠胀、疼痛等。中医学认为引发人体疾病的病邪分六大类：风、寒、暑、湿、燥、火。百病起于寒，绝大部分妇科病都会有宫寒的表现。

但是，大多数人不了解宫寒的害处，尤其刚结婚、想要宝宝的男士和女士，一定要好好往下读。

2017年年初，天很冷，我在门诊接诊了一位姓张的女士，说自己小腹凉，形容那种凉"犹如从腰部凉到脚底""小腹像冰箱一样，由内而外透着凉气"，说自己平时喝温水都不可以，必须喝烫的水。这是一例非常严重的宫寒了。

如何判断自己是否宫寒呢？来看宫寒的三大表现！

1. 小腹寒凉。宫寒的女性用手扪及肚脐正下方会感到非常寒凉，典型表现为寒凉在正下方，稍微往两侧都不会有寒凉的感觉。

2. 发胖。宫寒者常常浑身发胖，这是由于子宫热量不足，为了维护自身的生理机能，脂肪就充当起"护宫使者"，子宫越冷，身体就越需要囤积脂肪，从而引起发胖。子宫温度是女性身体健康的晴雨表：子宫温暖，体内气血运行通畅，种下的"种子"就易发育成胎儿；如果子宫受寒，血气遇寒就会凝结，不但身体形貌不能保持，繁衍后代更无从谈起。

3. 月经异常。经前小腹有坠胀感，两乳胀痛；经期腹痛，小腹发凉，月经色黑有血块，个别女性痛经达到难以忍受的程度。

一般来讲，"体寒"的女士容易出现宫寒。那么，体寒多是由什么原因造成的呢？其一，有些人天生体质较寒，四肢容易冰冷，对气候转凉特别敏感，脸色比一般人苍白，喜欢喝热饮，很少口渴，冬天怕冷，夏天耐热；其二，有很多由后天因素造成，如居住环境寒冷、嗜好寒凉食物、过劳或易怒损伤身体阳气，这些是导致身体偏寒的常见原因；其三，遗传因素，也许父母体质偏寒，或者是出生时，父母年龄比较大，身体阳气逐渐减少，这会直接导致患者先天阳气不足。

这三类人即使和别人处在相同的条件下，她们也更容易出现宫寒的症状，所以除了小心防寒之外，还要长期温煦身体。

体寒乃百病之源。俗话说"十病九寒""病从寒中来"，女性往往为了追求体形苗条而衣着暴露，甚至在冬季也衣着单薄、露脚踝、穿裙子等等，这些要风度不要温度的生活习惯都违背了养生原则。夏天天气酷热，很多女性喜欢待在室内，吹着空调，不知不觉中子宫却受着寒冷的

"折磨"，导致宫寒的出现，使子宫功能大大受损，容易出现手脚冰冷、浑身无力、食欲缺乏甚至月经不调的症状。现代社会，快速减肥蔚然成风，无论采取节食、运动还是吃药，减肥途径都是做到消耗大于摄入即可，但必须是一个较长的过程。如果用很短的时间达到瘦身目的，那就只能用健康作为代价了。快速瘦身无非是采用峻烈猛药，非正常手段排出体内多余的水分和脂肪。这在中医看来，等于身体在短时间内丢失了大量的能量物质，寒邪很可能乘虚而入，攻击子宫，造成宫寒——减肥不当也是罪魁祸首。

在中医养生传统中，女性体质属阴，不可以贪凉。即使在炎热的夏季，也不可以贪食冷饮、冰茶、瓜果等寒凉之物，更不能一年四季举着冰激凌。

吃了过多寒凉、生冷的食物后，这些食物进入体内会消耗阳气，导致寒邪内生，侵害子宫。精卵的结合及胎儿的生长，需要消耗女性大量的能量物质，所以部分怀孕中的女性身体会变得脆弱，脸上布满色斑。如果流产就相当于突然全部扔掉那些能量物质，需要损耗人体大量的阳气；如果休养不到位，阳气久耗，子宫失去温煦，宫寒随之产生——流产不当导致宫寒。中医认为"子宫寒冷"并不单指某一种症状，而是中医学对患者形形色色临床症状的总称。

可以说，如果不了解导致宫寒的原因，宫寒将无处不在。女性朋友们，一定要小心！

宫寒的中医调理应从两方面入手：第一，平素注意不可过食生冷寒凉，注意季节变化，应及时加衣保暖；第二，可以服用中草药或通过艾条温阳化气，固本填精，调理冲任。

此外，提醒大家，如果怀疑自己出现宫寒，最好是在专业医生指导下做出处理，不要随意自行用药，以免贻误病情。担心出现宫寒的女性，在加强锻炼、改善生活习惯的同时，可以通过一些外治法来调养，例如艾灸关元穴。

中医认为，关元穴具有培元固本、补益下焦之功，凡元气亏损者均可使用。关元穴是小肠的募穴，小肠之气结聚此穴并经此穴输转至皮部。它为先天之气海，是养生吐纳、吸气凝神的地方，古人称之为人身元阴元阳交关之处"。关元穴在肚脐下三寸。此穴作为保健强身长寿穴，还可助孕，治疗痛经等疾。

第十六节　人老珠黄的"明目养肝茶"

作为一名医生，也经常被身边的朋友当成了保健医，每天都会通过微信、QQ 收到身边朋友各种各样的问题。我的门诊非常忙，经常是一坐诊都顾不得喝口水。有时候也自嘲，是在用自己的健康去换取病人的健康。但是，无论再忙，每天看到有朋友、病人留言，都会一一回复。

原因很简单，防病比治病更重要！自己一个简短的回复，可能别人的健康问题就解决了。

去年秋天，有个朋友通过微信发过来一张照片，我一看吓了一跳，她的黑眼圈特别重，配上原本就白嫩的脸，真的就像国宝熊猫一样。她留言说，前阵子要应对总公司的检查，没日没夜加班了将近二十天，眼睛就成这样了，赶紧救救急！

我首先叮嘱她，一定要保证充足睡眠。然后给她开了个小验方"养肝明目茶"——柠檬 2 片，佛手 6 克，炒栀子 5 克，菊花 3 克，女贞子 6 克。

这个方子里，柠檬是养胃生津的。中医讲，上眼皮属脾，下眼皮属胃，眼圈发黑首先要健脾胃。同时，它还有生津的功效。眼圈为什么会黑？就是缺水造成的。佛手入肝、脾、胃三经，有疏肝、健脾、和胃的作用，肝开窍于目，目得血而能视，所以还要疏肝。炒栀子在这里有护肝的作用，中医讲"人卧则血归于肝"，经常熬夜的人，容易伤及肝血，因此这里用上炒栀子，护肝利胆。菊花的功效是清热解毒、疏肝明目。中医讲，肝肾同源，所以最后要用上滋补肾阴、养肝明目的女贞子。

这个方子用开水冲泡代茶饮即可。朋友喝了两天，黑眼圈就下去了大半。我跟她说，这个方子健脾胃、养肝肾，可以坚持喝一阵子，对身体非常好。

拥有一双迷人的眼睛难吗？一点也不！工作身不由己，别忘关心自己！

第十七节　三穴刮一刮，眼袋消失啦

对于上了年纪的女人来讲，年龄似乎永远是一个秘密！每个女人都渴望自己永远年轻漂亮，所以，每天会花大量的时间去化妆。但是，在每天辛辛苦苦梳妆打扮的时候，却不知道，身体的一些部位却悄悄地把你的年龄"出卖"给了众人。甚至有些部位还会让你看起来比实际年龄更老，这可就太可怕了。

试想一下，如果一个女士的下眼睑皮肤下垂、臃肿，像两个小小的、鼓鼓囊囊的袋子挂在眼睛下面，那你怎么能有一双迷人的大眼睛？更何况是"一丑遮百俊"的眼袋？

不用怕！用我的方法就可以把这个招人恨的东西刮走！每天用食指的第二指间关节在眼眶上轻刮，每天两次，临睡前刮一次，次日起床后再刮一次，每次不少于2分钟。刮眼眶是因为眼眶处有三个穴位，分别是攒竹、鱼腰和丝竹空。刺激这三个穴位可以让眼周处气血通畅。气行则血行，气滞则血瘀，眼周部气血瘀滞当然就会形成眼袋了。

刮完眼眶之后，再配合按摩一下四白穴。四白穴很好找，就在面部瞳孔正中央下2厘米处。四白，四就是四面八方的意思；白，肺之色也。所以，刮四白穴可以让四面八方的胃经经水流到此处。当眼袋处的气血运行通畅的时候，眼袋自然就会慢慢消失了。所以，四白穴又被中医师称为"美白穴"。

有一次我在坐门诊，来了一位美女，真是标准的美女，说是经人介绍来找我看病的。她说，自己是个演员，这一年多天南海北去拍戏，可能水土不服，身体出了问题，现在眼袋特别明显。我心中了然，对于一名演员来讲，容颜异常重要。她向我求教祛眼袋的方法，我把上面的方法教给她。她说，家里正好有一个水牛角的刮痧板，我回答，那更好。

她按我说的，刮了约一周，眼袋就消失得无影无踪了。

第三章　余说老人

第一节　脚是老人的"贫困山区"，泡脚方推荐

人老先老腿（脚），树老根先衰。脚是离心脏最远的，它就像是一个国家的贫困山区一样，需要坚持不懈地"扶贫"。要想解决"人老先老腿"的问题，我在这里给大家推荐一个泡脚方：艾叶10克，桑枝10克，伸筋草10克，透骨草10克，桃仁10克，红花6克，怀牛膝15克，路路通15克。

如果您仔细琢磨一下的话就会发现，这个泡脚方里的很多中药从字面上讲，都跟强筋壮骨有关。比如：

1.伸筋草，从字面上讲，它就有舒筋活络的作用，事实上也确实如此。伸筋草入肝经，肝主筋，有祛风散寒、除湿消肿、舒筋活络的作用。

2.透骨草，大意是指药性可以穿透肌肤，直达骨骼。透骨草除了可以舒筋活络外，还可以活血止痛。

3.怀牛膝，怀是河南四大怀药的意思；牛膝，意为使用此药可使膝盖如牛膝一样强壮。怀牛膝药效高，李时珍说它"滋补之功，如牛之力"。牛膝气味苦酸平，主治寒湿痿痹、四肢拘挛、膝痛不可屈伸，久服轻身耐老。在这里要特别提醒，牛膝这味中药有怀牛膝和川牛膝两种。怀牛膝和川牛膝都具有活血通经、补肝肾、强筋骨、利尿通淋、引血下行的功效，但是，川牛膝偏于活血通经，怀牛膝更长于补肝肾、强筋骨。所以，老年人有明显的关节疼痛时，多需要用到川牛膝来活血通络、除湿止痛。而在日常保健中，怀牛膝则可以补肾壮骨。

4.路路通，看名字就知道，用了此药可以让人走路畅通无阻。路路通可以祛风活络，利水通经，主要用于关节痹痛、麻木拘挛。像有些老年人

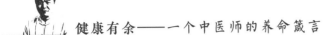

不能久行、远走，稍走远一些就会出现脚麻、无力等，都可以用到它。

除此之外，艾叶温通经络、祛湿散寒，桑枝祛风湿、利关节，桃仁活血祛瘀，红花活血通经。所以，整个药方有补肾壮骨、滋肝养筋、活血通络、祛风散寒、除湿止痛等作用。

用法也很简单，把上面的药物加一盆水，大火烧开后换成小火再煎上二三十分钟，然后用它泡脚就可以了。

泡脚为什么可以缓解衰老？我们的脚上有足太阴脾经、足少阴肾经、足厥阴肝经、足阳明胃经、足太阳膀胱经、足少阳胆经这三阴三阳六条经脉从此经过。泡脚可以疏通经络。当老年人的下肢强健时，他可以想去哪儿就去哪儿，在外面每天都会看到新鲜的事物，心情也会非常舒畅，自然也就长寿了。

事实上，有很多老年人去世与腿脚不灵有关。我认识一位老中医，养生有道，活了90多岁，仍然精神矍铄，耳聪目明，头脑清晰，谁见到他，都认为他活一百多岁没问题。但是非常遗憾，这位老人下雨天时回家，不小心摔了一跤，回来后就卧床不起，很快就去世了，非常可惜！

人老先老腿。老年人养生，请从腿脚开始！

第二节　牙齿还是"原装"的好

我的很多病人都是老年患者，广东的杨先生因为做珠宝生意，经常在北京和广东之间往返。他来找我看湿疹时说："大夫，你抓紧时间，我约了牙医，等会儿要去拔牙。"我就问他牙怎么了，他回答，年龄大了，有三颗牙齿松动了，就想拔掉，做种植牙，更结实。

我说，为什么要做种植牙，原装的不好吗？

"原装的当然好了，可是它不是快掉了吗？"杨先生说。

我回复他："我先给你治一下吧，要是没有效果，你再去做种植牙也不迟。"

随后，我在大杼穴、太溪穴上给他扎针，并留针 30 分钟。拔完针后，他当时就感觉牙齿牢固了很多，马上打电话把预约的种植牙给推掉了。后来又连续扎了 10 天针，牙齿就非常坚固了。用他的玩笑话说，咬开个核桃没问题！

大杼穴又为八脉交会穴之骨会，有强筋骨、清邪热的作用。这个穴位也很好找，当我们正坐低头或俯卧位时，就在第一胸椎棘突下，督脉旁开 1.5 寸处就是了。太溪穴是足少阴肾经的一个重要穴位，在足踝区内踝尖与跟腱之间的凹陷处。太者，大也；所以太溪穴的意思是说，刺激此穴，可以让肾经的水液形成更为宽大的溪流。中医讲，肾主骨，齿为骨之余，所以选择这两个穴位针刺，可以强肾壮骨。

许多人步入老年以后，牙齿松动或脱落了，不是特别在意。事实上，牙齿对于老年人非常重要，不到万不得已，切勿轻易拔牙！如果老年人牙齿不好的话，就会影响进食，尤其是肉类、坚果类等食物的摄入，时间久了，就容易出现营养不均衡，也会为以后生病埋下祸根。

所以，步入老年以后，可以常按一按大杼、太溪两穴，每穴 3 分钟，可以补肾强骨、坚固牙齿。

第三节　养好脾胃长寿无忧

步入老年后，如何身体健康、益寿延年就成了首要的问题。如何实现这个愿望呢？从中医上讲，需要养好脾胃这个"后天之本"。原因

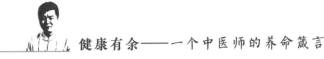

如下：

其一，脾胃就是老年人的"存折"。如果一个人银行里存的钱越多，他享受到的医疗保障、生活保障就会越好。《素问·灵兰秘典论》中讲道："脾胃者，仓廪之官，五味出焉。"脾胃是什么呢？是仓库，可以摄入食物，并输出精微营养物质以供全身之用。所以，老年人要养好脾胃。

其二，脾胃是预防疾病的重要屏障。金元时代著名医家李东垣在其《脾胃论》中指出："内伤脾胃，百病由生。"老年人如果不注意调养脾胃，导致脾胃受伤，进而就会导致其他疾病的产生。

其三，脾胃是全身的枢纽。脾与胃居于中焦，是升降的枢纽，其影响着各脏腑的阴阳升降，因此脾胃健运，脏腑才能和顺协调，元气才能充沛。

其四，脾胃为气血生化之源。人以水谷为本，胃主受纳水谷，脾主运化精微营养物质。脾胃运化水谷精微的功能旺盛，人身体的消化吸收功能才能健全，才能为化生精、气、血、津液提供足够原料，才能使脏腑、经络、四肢百骸，以及筋肉、皮、毛等组织得到充分的营养。

老年人如何调养脾胃呢？在这里给大家推荐三味中成药吧，不用煎药，服用起来也非常方面。

1. 参苓白术散（丸） 这味中成药由白扁豆、白术、茯苓、莲子、人参、砂仁、山药、薏苡仁等药物构成，但是这些中草药也都是药食同源的，所以可以常食。如果有的老人感觉消化功能下降，伴有泛酸、烧心、胃胀、胃痛等不适时，可以按照说明书坚持吃一段时间。这个中成药既有散剂，也有丸剂，大家可以根据自己的喜好选择。

2. 保和丸 如果有的老年人感觉有食积、腹胀、不想吃饭，也可以用保和丸来调理。保和丸，保持身体平和，不生内火，无内火不感外寒，老年人不容易出现感冒、发烧、咳嗽等呼吸道病症。

3. 大山楂丸 山楂消肉食效果非常好。老年人由于脾胃功能下降，吃肉容易导致消化困难，这时候可以买点大山楂丸，吃一两天。

第四节　吃山药枸杞鸽子煲，缓解老年人夜尿频多

对于人的健康来讲，充足的睡眠异常重要，它可以消除一天的疲劳，恢复体力，可以让人精力充沛，精神压力得到缓解，头脑清醒。对于老年人来讲，睡眠就显得更加重要了。如果说睡眠对于孩子来讲是"长高觉"，对于女人来讲是"美容觉"的话，那对于老年人来讲，睡眠就是不折不扣的"长寿觉"。

因为睡眠可以提高人的免疫力，使人的身体各项功能得到恢复。人在睡眠状态下，身体能产生各种抗体，增强抵抗疾病的能力。睡眠还可以使身体各个器官得到自我修复。现代研究表明，睡眠还可以延缓衰老，健康长寿。

但是，很多老年人的睡眠不能得到保证。有些人长期失眠，还有很大一部分是由于夜尿频多等引起的。这类老年人除了夜尿频多，大多还会伴有尿频、尿潴留等问题。

在这里给大家推荐一个食疗方：准备鸽子一只，山药 250 克，益智仁 30 克，枸杞子 30 克。将鸽子清理后去除内脏，切成小块，加入清水大火烧开后煮 3 分钟，关火，用勺子撇去水中的浮沫。这些浮沫是不溶于水的胆固醇、脂肪，对人的身体是有害的。然后把鸽子肉捞出，用清水洗净。将所有的食材一同放入砂锅中，加入清水，大火烧开后换成小火慢炖，待鸽子肉烂熟，加入盐、生抽等调味料即可。隔天一次，连吃一个月。以后可以经常食之。

上面这个食疗方中，鸽子肉不仅味道鲜美，而且营养也非常丰富。

从中医上讲，鸽子肉有补肝壮肾、益气补血、清热解毒、生津止渴等功效。《本草纲目》中记载："鸽羽色众多，唯白色入药。"俗话说"一鸽胜九鸡"。现代研究发现，鸽子肉可以壮体补肾，健脑补神，提高记忆力，降低血压，调整人体血糖，延年益寿。山药可以平补脾、肺、肾三脏，益智仁温脾止泻摄唾，暖肾固精缩尿，枸杞子滋补肝肾。整个方子补脾益肾、缩尿固元。

老人尿频、尿急、夜尿多等，从根本上说，都与随着年龄增长、肾脏功能逐渐亏虚有关。中医说"肾主固摄""肾主二便"，肾虚的时候，固摄大小便的能力会变弱，首先就会体现在小便上，就会出现夜尿频多等症状。上面这个小验方，美味可口，易于消化，老人常食之，一举多得。

第五节　尿失禁，山药莲子粥就能"禁"

说到尿失禁，很多人会觉得这种病发病率非常低，离我们很远。实则不然，有统计表明，尿失禁的发病率在2%～10%，发病率其实挺高的。之所以会给我们造成发病率较低的错觉，是由于得了这种病的人在意识上比较怕羞，不想让人知道的缘故。

我治过很多位尿失禁的老年人，当我问："这个病你的儿子女儿知道吗？"绝大多数会摇摇头，表示不知道，而且也不想让子女知道。记得有个老人，是某大学的教授，得了尿失禁后找我看病，他说："我得了这个病以后，不仅孩子们不知道，身边的朋友、同事都不知道。害怕他们知道了，会在心理上对我有啥想法，会不会觉得我脏。"

事实上不必如此，有病还是应及时告知子女，还应及时上医院治疗。得了尿失禁的老人，可以常用山药、莲子炖汤喝。

方法很简单，取鲜山药 100 克，莲子 50 克，大米 100 克，熬成米粥喝即可。这个方子里，用到山药是因为它可以治虚劳羸瘦，充五脏，补五劳七伤，祛冷风，镇心神，安魂魄，治泻清健忘。我有一次到河南焦作铁棍山药种植地去考察，当地百姓告诉我，山药在一块地上种一次，以后三四年就不能种山药了。山药的疗效与这种轮种方式有关。莲子归脾、肾、心三经，可以补脾止泻，益肾涩精，养心安神。

尿失禁，看似复杂，实则病因简单，用上面这个食疗方坚持服用一段时间，脾肾功能得到恢复，肾水上行滋心火，心火下行温肾阴，心、脾、肾三脏功能增强，尿失禁的问题自然缓解、消失。

人老了，有很多空余的时间，不妨到厨房里多鼓捣鼓捣，药补不如食补，何况还可治病。

第六节　仨核桃俩枣，拒绝做个“老糊涂”

咱们看电视剧，经常看到一些年轻人指着老年人骂道：“你这个老糊涂……”诚然，年轻人不孝顺是千万不该。但是我们也应从中发现一些问题，那就是老年人大脑的保健问题。

随着年龄的增长，很多老年人思维变得迟缓，处理事情容易偏颇，也爱忘事儿。这些都会给家庭造成矛盾。所以，老年人做好脑保健非常重要。

事实上，老年人要想有个清晰的头脑并不难，有很多方法。在这里给大家推荐食疗、锻炼、兴趣培养等方法。

食疗——仨核桃俩枣　有句俗话叫“仨核桃俩枣”，形容事情微不足道，可以忽略不计。但是对健康来讲，老年人这“仨核桃俩枣”就太重要了。建议老年朋友，家里的核桃、枣不要断，每天吃上仨俩个。核桃仁可以补肾健脑，其中的不饱和脂肪酸、微量元素、维生素的含量都非常丰富。大枣养血安神，还有"维生素之王"的美誉。每天常食，老人身体所需的营养充足，心神安宁。

锻炼——十指梳头　在中国漫漫的历史长河中，共有495位皇帝，最长寿的皇帝是清代的乾隆皇帝，寿88岁，他的长寿秘诀中有一条就是"头常梳"，每天清晨起床后，将自己双手的十指微微分开，从前额发际处开始向后脑梳，就像用梳子在梳头一样，可以按摩头皮，刺激头部诸穴，使头脑清醒。

兴趣培养——打牌、做手工　老年人可以偶尔去打打扑克、麻将、桥牌等，或者下象棋、围棋等，增加社交机会，但是要注意，不要时间过久。另外，还可以做一做手工，如十字绣、泥塑等均可。总之，常聚精会神思考，但又不使大脑疲劳。

有些人觉得，老了老了，费那么多脑子做什么？用脑过度会不会对身体有害呢？事实上，这种担心太多余了。人的大脑只会越用越灵活。有研究发现，人的大脑皮层总共约有140亿个神经细胞，而一般人在一生中只用了10亿个左右。也就是说，人脑的很大一部分潜力还未开发利用。大约到30岁以后，大脑神经细胞会逐渐以每天坏死10万多个的速度减少。所以，大脑要多用，才能保持活力。相反，若长时间不用的话，神经细胞的减少速度就会加快。

多用脑，思想就会永葆青春，整个人就会充满智慧与活力，老人同样会看起来像个"老顽童"，而非"老糊涂"！

第七节 老年人别做医院心内科的常客

很多人老了以后，成了"药罐子"，医院的常客。有些人得的病，风险非常大，比如心血管疾病。心血管疾病如心脏病等，突发性强，猝死率高，因此很多老年人整天提心吊胆过日子，经常出入心内科，可以说成了心内科的常客。

有一次，一个六十多岁的心脏病患者来找我看病，他说："早晨突然接到一个信息，一个经常在一起下象棋的朋友半夜突发心梗走了，走得很快，连儿女都没见上一面。我自己真是吓得不轻，又有高血压、动脉血管狭窄，因此一定要来医院看看才安心。"

我仔细问诊，又用听诊器听了听心脏，看了看他以前的检查单，发现问题不是特别严重，血压也控制得非常好。就把情况客观地告诉他，叮嘱他不用特别担心，可以经常刮一刮心经、心包经，抓一抓大包穴，对于预防胸痹非常有效。

刮心经、心包经 人有十二经脉，其中包括手少阴心经、手厥阴心包经。手少阴心经起于心中，向上走到咽部，然后再沿手臂走到手指处。手厥阴心包经同样起于心中，一支下行穿过膈肌，络于上、中、下三焦，一支上行沿腋下通过手臂内侧走到手指处。心经、心包经都是阴经，手臂外侧属阳、内侧属阴，所以心经、心包经都在手臂内侧。每天用自己的右手手掌从心中向上再到左侧腋下，沿左臂内侧推到左手手指处，即为刮心经、心包经，可以疏通经脉。刮完之后再用左手刮右臂，每天重复30次。大家对心包经可能有些陌生，"心包为心之外膜，附有脉络，气血通行之道，邪不能容，容之心伤"，所以，心包是心的保护组织，又是气血通道。

从中医上讲，心脏疾病会导致心胸憋闷、胸痛（甚至放射到后背）、呼吸困难等，所以叫胸痹。此法可疏通心经和心包经，从而达到预防胸痹的作用。

抓大包穴 大包穴是足太阴脾经的一个重要穴位，在侧胸部，腋中线上，当第6肋间隙处。大，穴内气血涉及的范围为大、为广也；包，裹也、受也。所以大包穴可以统血养经、宽胸止痛。由于它位于两胁处，因此每天用左手抓右胁大包穴、右手抓左胁大包穴，对于预防胸痹效果非常好。尤其是对于曾经出现过胸闷、胸痛等不适的老年人，更可常常抓之。每天左右两穴各抓5分钟。

还有一位老年人曾经犯过心脏病，他说，自己当时胸闷、喘不过气来，浑身冷汗直流，有濒死感，真的好像不行了，幸好抢救及时。后来他就非常注意预防心脏病，常常用上面这两种方法预防，此后再也没有突发过心脏病了。

另外，如果有的中青年人经常熬夜的话，也应多刮刮心经、心包经，抓一抓大包穴，对于预防中青年心源性猝死非常有帮助。

第八节　癌症只是个慢性病

每每听到身边某个亲友得了癌症后很快离世，都会感到非常惋惜。事实上，大多癌症病人是被吓死的。

我母亲有个朋友，乳房偶发疼痛，也没有在意，十多年了，活得好好的。她哥哥到医院去体检，发现癌症。她也害怕了，想起自己乳房上的肿块，赶紧去医院检查，结果出来了，恶性乳腺肿瘤，在医院治疗了三个月，放化疗受了很多罪，人还是去世了。

中医讲，恐则气下，惊则气乱。什么意思呢？俗话说，人有七情六欲。七情是指喜、怒、忧、思、悲、恐、惊，和人的五脏是相对应的。心主喜，肝主怒，肺主（忧）悲，肾主恐（惊）。人得了癌症以后，知道自己患了绝症，不知道什么时候就会去世，整天担惊受怕，内心崩溃，伤及肾脏，人的先天之本崩溃了，生命自然就会很快凋零。

事实上，大家千万不要以为癌症是绝症，癌症就是一个慢性病！

癌症可以慢慢调理，人可以与癌细胞长期共存共生。

有位患者，是内蒙古的。他得了胃癌，到医院肿瘤科，大夫让手术。老人心态非常好，说自己已经七十多了，能活几天是几天，遭那罪干啥。他来到我这里，我给他对症下药，他打嗝反酸，我给他用降胃止逆的中药；他身体虚弱，我给他用补虚温阳的中药。还叮嘱他，没事多揉揉足三里穴，多活动活动。这都十年过去了，老人都八十多了，仍然活得好好的，没事还能在草原上骑骑马。

还有一位老太太，八十三岁，肺癌早期。老太太说："我就是死也要死得有尊严，不想死在手术台上。我不想做手术，不想浑身插满管子，不想让家里人整天侍候我。"家人也不想让她做手术，来找我看病。我四诊合参，老人属肺肾阴虚，有胸痛、咳嗽等症状，我给她用滋养肺肾、止咳化痰的中药调理，三个月后，肿瘤指标全变为正常，家人感激得不得了。事实上，这跟我开的药有一定关系，但是主要还是病人的心态。心态好，正气足，体内即使有病邪，也可以带病生存。相反，如果过度医疗，往往会损伤元气，以致杀敌一千，自伤八百，加速死亡。

所以，患了癌症，要注意调整心态，积极应对。把它当成一个慢性病，与之共存，与它斗争上几十年！

第九节 高血压病不可怕，三个穴位搞定它

你愿意自己身边有一颗不定时炸弹吗？当然不愿意，因为你不知道它什么时候会爆炸，会伤害到自己。高血压对于中老年人来讲，就是一颗随身携带的不定时炸弹。因为它的危害是致残、致命的。

高血压会危害人的心脏、大脑、肾脏、眼底、血管等，也会累及动脉血管，引起动脉血管粥样硬化，使血管变窄、变硬，进而增加血管破裂的风险。它还会危害心脏，诱发心绞痛、心力衰竭、心肌梗死。它一旦危害大脑，将诱发脑梗死、脑出血。它的危害还包括诱发蛋白尿、肾衰竭，引起眼底损伤。

经常见到身边的一些亲人、朋友，头天还有说有笑的，第二天便传来消息，因突发脑出血、心肌梗死等离开了人世。我们在扼腕叹息的同时也会发现，这类人大多患有一种共同的疾病，就是高血压。

所以，将血压降到合理的范围就好比移除了一个身边的不定时炸弹。事实上，高血压病并不可怕，三个穴位可搞定它。这三个穴位就是太溪、太冲加曲池，坚持长期按摩，每天每穴按揉 3 ～ 5 分钟。

曲池穴 曲池穴是手阳明大肠经的合穴，是气血汇合之处，屈曲肘部，在横纹端桡侧凹陷处。曲池名指本穴的气血物质为地部之上的湿浊之气。曲池穴的降低血压作用已被医学证实，并且远期疗效较好。当血压骤升时，可通过按曲池穴来放松神经系统，使呼吸逐渐均匀，心气平和，血压便可逐渐恢复正常。平时也可通过按压此穴来平稳血压，达到预防高血压的效果。

太冲穴　太冲穴是足厥阴肝经的穴位，位于足背侧，第一、二跖骨结合部之前凹陷处。高血压与肝阳上亢有关，按揉此穴可以疏肝理气，平息肝火。肝阳不上行，血压自然就会乖乖降下来。

太溪穴　太溪穴在脚的内踝与跟腱之间的凹陷处。太者，大也；溪者，较大水流也。这个穴位的寓意是，刺激该穴可以形成较大的溪水。所以，它有清热、滋阴、益肾的功效。

以上三穴每穴各按 3 分钟即可。

有位中年男性来找我看高血压，经检查，我发现他是临界高血压。他愁眉苦脸地问我，是不是以后就成"药罐子"了，得天天吃降压药了。我回复说，不用，要注意增加运动，合理饮食，天天按摩这三个穴位。两个月后，他的血压完全降了下来，以后再也没有突破正常值。还有一位六十多岁的老人，同样坚持按摩这三个穴位，降压药减了三分之二，患者非常满意。

还有一个治疗高血压的小验方，对降压、缓解头晕头痛有帮助。组方是桑叶 10 克，菊花 10 克，罗布麻 10 克，决明子 10 克，夏枯草 15 克，将这些药物水泡 30 分钟，煎煮 30 分钟，每剂药煎煮 2 次，将两次药液混合之后备用。每天早晚分服即可。

中医认为，有相当多的高血压病患者，属于肝风内动而致病。肝为风木之脏。如果一个人阳亢于上，阴亏于下，必然会让肝风内起。肝气不再条达，血随肝气而上逆摇摆，直冲颠顶，就形成高血压及高血压头晕头痛症状。此方可平肝息风，降压止头痛。

第十节　苦瓜汁，降糖很管用

得了糖尿病，生活质量会下降很多。有的糖友单吃降糖药倒还好些，还有些糖尿病患者需要天天打胰岛素。有个糖友就跟我说，得了糖尿病真是累啊。吃饭前，得先往自己手指头上扎一针，监测血糖。餐后两小时，还得再往肚子上扎一针，打胰岛素控制血糖。这一天得往自己身上扎8针。天天还得按时吃降糖药，真是工作的时候累，退休了更累。

据我的临床经验发现，很多人的血糖高与饮食有关，而不能单靠吃降糖药。降糖药确如糖友所说，一旦吃上就离不开了，就得终身服药。我在门诊上还发现，某些糖尿病患者有阳痿、早泄等问题，原因很简单，吃药损伤肾阳太厉害了。据统计，现在我国有一亿糖尿病患者，大部分是饮食结构及生活方式的问题，如过食肥甘厚味、吃饭不规律、抽烟酗酒、熬夜、缺乏锻炼等。

对于糖尿病人群，我推荐一个食疗方，就是苦瓜汁。方法很简单，苦瓜洗净，切开去籽，榨汁即可。有研究发现，苦瓜粗提取物中含有类似胰岛素样物质，有明显的降血糖作用。中医认为，苦瓜性味甘苦寒凉，能清热、除烦、止渴。有位病人，连喝一个月，血糖降为了正常值。

对于糖友，我还有一些温馨提醒。

一是要科学减重。肥胖与糖尿病的关系十分密切，肥胖可引起糖尿病的主要原因是脂肪组织对胰岛素不敏感，糖进入肥大的脂肪细胞膜时需消耗较多的胰岛素，于是越肥胖对胰岛素的需求量就越多，如果胰岛素不能满足肥胖身体的需要，造成了胰岛素分泌量的相对不足，时间长了就会引起糖尿病。肥胖人群得了糖尿病以后，医生都会建议他减轻体重。有些糖友为了快速减重，就会采用饥饿疗法、吃减肥药等，这样反而可能会诱发低血糖、血糖大幅波动，对身体的损害更大。所以，一定要合理饮食、适当运动，循序渐进地减轻体重。

二是合理饮食。在饮食上要做到粗细搭配均匀，主食定量，多吃蔬菜，在两餐之间适量吃一些水果。肉类的话可以多吃一些鱼类、禽类，因为它们的脂肪含量相对较低，烧烤、腌制肉类要少吃。牛奶、豆类可以常吃，最好天天有。多喝水，少吃油盐，不喝酒。

我给糖友推荐苦瓜汁的时候，很多人的第一反应是"苦"。没错，但相比糖尿病带来的痛苦，这点淡淡的苦味又算什么呢？

第十一节　分清虚实，对证用药方可告别失眠

中医讲，阳不入阴则人不寐。所以，人的睡眠是一个阴阳合和的过程。人体阴阳合和，五脏六腑、全身经脉各司其职，身体平静宁和，第二天早起会精神饱满、精力充沛。从现代医学上讲，睡眠是人体各个器官进行自我修复的一个重要过程，对人体健康尤其重要。

但是，据WHO（世界卫生组织）的一项调查显示，65岁以上的老年人多由于身体的衰老、自身疾病、社会心理压力等因素导致失眠，其发病率高达57%。老年人失眠的发病率之高，令人咋舌。另外，老年人失眠还容易导致血糖、血压不稳定，诱发心肌梗死、脑中风等急危重症，还会导致焦虑、抑郁等精神问题，因此一定要高度重视。

老年人失眠，分为实证失眠和虚证失眠两大类。

实证失眠 这类老年人多是由于肝胆火旺、情志亢奋所致，大多会伴有口苦、咽干、烦躁易怒、眼干眼红、耳鸣等。肝胆火旺，火性上炎，所以会上扰神窍，导致难以入睡，或睡中易醒。可以给自己泡一壶"桑栀除烦安神茶"，来解决失眠问题。准备桑叶3克，菊花3克，炒栀子3克，百合6克，决明子6克，淡竹叶3克。将以上药物放入水杯中，用开水冲泡，代茶频饮。这个方子可以清肝利胆、解郁除烦、宁心安神。对于肝胆火旺的人来讲，如果肝胆之火像是熊熊的山火，那桑栀除烦安神茶就像是一场及时雨，浇灭火源，万物始生，欣欣向荣，达到阴阳合和之象，老人自然失眠得解。

另外，这类人还要注意，在生活中少吃辣椒、葱蒜等辛辣之品，要少喝咖啡、浓茶等。

虚证失眠 还有一些老年人失眠与肝血亏虚有关。肝血亏虚，阴不制阳，所以容易表现为能入睡，但是睡后易醒，醒后难以再入梦乡。这时候要滋阴养肝，宁心安神。可用"枣仁安神茶"调治。炒酸枣仁9克，远志3克，合欢皮9克，元胡9克。方子里，酸枣仁养肝宁心、安神敛汗，主治虚烦不眠，惊悸怔忡。《本草再新》说它："平肝理气，润肺养阴，温中利湿，敛气止汗，益志定呵，聪耳明目。"远志有安神益志的作用，可以定心气、止惊悸。合欢皮有解郁、和血、宁心之功，可治心神不安、忧郁、失眠。元胡可以疏通气血，血虚失眠时，人体气血运行缓慢，所以用上元胡行气活血，人体气血运行畅达。整个方子补肝养血、宁心安神、解郁除烦、行气活血，可治血虚失眠。

曾经有一位老太太拉着老爷子来看病。原来，老爷子失眠，翻来覆去不睡眠，导致她也整天睡不着。我检查发现，老人属虚烦不眠，用上面的方子代茶饮，当天晚上就睡得又香又沉了。

第十二节　翳风穴是老人的"助听器"

一天，一位老人坐着轮椅前来问诊。起初，我以为他是来看骨伤病的，问了以后才知道是来看听力下降的。这位老人说话时满脸的后悔，他说："最近一个多月左耳突然出现耳鸣、耳朵发闷，听力也下降了不少。儿子让我去医院，我想着孩子也不容易，能给孩子省点钱就省点钱，就挺着没上医院。没想到，半个月前去菜市场买菜，让一个骑电动车的小伙子给撞倒了，腿部骨折。我儿子拉着那个小伙子吵了半天，小伙子也可委曲了，说大老远就鸣笛了，没想到我愣是没往旁边躲闪。大夫，您瞧我这整的，自己活受罪不说，还让孩子操心。本来想省点事儿，没想到反而添了更多麻烦。这不，我一出院，先来您这里看耳聋了。"

人老了，出现听力下降，甚至耳鸣耳聋都很常见，应当及时治疗，否则真的会影响出行，更影响社交活动。

中医讲，肾开窍于耳。老年人耳聋耳鸣与肾脏功能衰退有很大关系。出现了耳鸣耳聋要及时上医院进行治疗。但是"上工治未病"，如果能把疾病消灭在萌芽之中就更好了。

鸣天鼓　鸣天鼓是我国流传已久的一种自我按摩保健方法，历来为养生之人、医者、道家所推崇。具体的操作方法是：两手掌心紧按两耳外耳道，两手的食指、中指和无名指分别轻轻敲击脑后枕骨，共60下。然后掌心掩按外耳道，手指紧按脑后枕骨不动再骤然抬离，这时耳中有放炮样声响，如此连续开闭放响9下。以上算作1回，每次可作3回，每天可作3次。清代著作《颐身集》中描述"两手掩耳，即以第二指压中指上，用第二指弹脑后两骨做响声，谓之鸣天鼓"。此法可益肾气，健听力!

揉翳风穴　翳风穴在耳垂后，当乳突与下颌骨之间凹陷处。按揉此穴可聪耳通窍，每天用双手的食指按于左右耳垂的翳风穴上，揉3分钟即可。

我在门诊每天工作量很大，经常忙得顾不上吃饭。即便如此，很多人还是挂不上我的号，就找各种关系加号。中医讲究未病先防，防比治更重要。老年人如果能注意预防疾病，那何必等生病了再去求医问药呢？

第四章　余说男人

第一节　男人的肾阳和肾阴都不能虚

中医说，肾为先天之本。肾脏由于肾藏有先天之精，为脏腑阴阳之本，也是人体生长、发育、生殖之源，是生命活动之根本，故中医相对于脾胃为后天之本而称肾为"先天之本"。它有促进人体的生殖机能、生长发育，还有抵抗外邪、预防疾病的作用。

肾为先天之本，所以在出生时就开始慢慢虚损，所以中医说"肾常虚"。肾中藏有元阴元阳，元阴属水，元阳属火，故肾又称为"水火之脏"。所以，肾虚常常表现为"肾阳虚"和"肾阴虚"。

肾阳虚　肾阳亏虚，会导致肾气不固、肾不纳气、肾阳不振、肾虚水泛等证，进而表现为面色发白、腰膝酸软、尿不净、听力减退、小便频数而清、小便失禁、夜尿频多、男子滑精早泄、短气喘逆、冷汗淋漓、精神萎靡、阳痿不育等。一旦出现类似的症状，即为肾脏的"求救信号"，一定要及时调养。

在饮食上，可以多吃温阳补肾的食物，如枸杞、核桃、韭菜、荔枝、生姜、茴香、羊肉等。尤其是在冬天寒冷时节，食用以上食物效果更好。最经典、普适的食疗方就是"当归生姜羊肉汤"了，准备当归15克，鲜生姜60克，羊肉250克，以及盐、黄酒等调味料。做法很简单，生姜洗净，切成片备用；当归洗净，用清水浸软后切片备用；把羊肉放入开水锅中烫一下，除去血水后捞出，切成薄片备用。然后将当归、生姜、羊肉加入砂锅中，加入清水、黄酒，大火烧开后，撇去浮沫，换成小火，将羊肉煮至烂熟即可食用。

在锻炼上，可以揉命门穴、肾俞穴。命门穴在腰椎第二棘突下凹陷处，可治疗虚损腰痛、遗尿、尿频、泄泻、遗精、白浊、阳痿、早泄、五劳七伤、头晕耳鸣、癫痫、惊恐、手足逆冷等肾阳虚症状；肾俞穴跟命门穴是"邻居"，在第二腰椎棘突下旁开1.5寸的凹陷处。"俞"就是输送的意思，揉肾俞，可以将肾脏的寒湿之气输送到膀胱经。两穴要常揉，每次300下。

肾阴虚 阴是指肾脏的阴液。阴虚的时候，阴不制阳，所以容易表现为虚热内生的相关症状，如头晕、失眠、五心烦热、潮热盗汗等。阴虚火旺的人，最经典的中成药就是六味地黄丸，具有滋阴补肾之功效。用于肾阴亏损，头晕耳鸣，腰膝酸软，骨蒸潮热，盗汗遗精，消渴。肾阴虚可以多揉涌泉穴，涌泉穴很好找，位于足前部凹陷处第2、3趾趾缝纹头端与足跟连线的前三分之一处，为全身腧穴的最下部，乃是肾经的首穴。揉此穴，可促进肾水分泌。肾水足，阴能制阳，肾阴虚的症状自然消失。揉300次即可。

第二节　你需要壮阳吗

上节中，我客观地给大家讲了讲肾虚。肾为先天之本，肾常虚。这是一个自然的生理过程，不用担心。但是，很多人不理解肾虚的真正意义，也给了不良商家的可乘之机，他们为此大肆宣传补肾的保健品。对此，大家要有清醒的认识。

你需要壮阳吗？

不！现在绝大多数的人不是真正的阳虚，我们感觉到自己"虚"，不是真正的"虚"，常见于两种体质。

首先是痰湿体质。主要表现为头发油，脸油，身上油，大便粘马桶，早晨起来嘴里黏。大家要注意，出现这类症状是不能吃补药的。因为它不是虚，而是湿邪。湿邪的特性是"重浊"，所以，体内有湿邪的人就好比时时刻刻都在背着一个重物，当然会有"虚"的错觉了。这时候进补，对身体是无益的。打个比方说，这类人吃补药，就好比锅没洗干净就直接煲汤，这样就会粘锅、糊锅。这类人应该做的是，健脾利湿。如何利湿？一是要运动，湿属阴邪，性重浊而黏腻，能阻滞气机的运动，妨碍脾的运化。中医讲动则生阳，阳气升腾，湿邪自然就气化，被驱赶出体外了。二是要健脾利湿，脾主运化水谷精微，脾虚的时候，身体就容易水湿泛滥，所以，可以多吃些健脾利湿的食物，最简单的是冬瓜薏仁汤。

其次是湿热体质。湿热体质的人，体内既有湿邪，又有热邪，湿热夹杂。这类人常常表现为：面垢油光，多有痤疮粉刺，常感口干口苦，眼睛红赤，心烦懈怠，身重困倦，小便赤短，大便燥结或黏滞，阴囊潮湿，肛门黏湿等。

湿热体质的人主要表现为热象，更不能用壮阳类的药物了。否则会导致热上加热，出现流鼻血、燥动不安等症状。这类人可多吃些清热利湿的食物，如薏苡仁、莲子、茯苓、红小豆、蚕豆、绿豆、鸭肉、鲤鱼、兔肉、鲫鱼、田螺、冬瓜、丝瓜、葫芦、苦瓜、黄瓜、白菜、芹菜、梨、荸荠等。一定要少吃辛辣刺激、大热大补、肥甘厚腻的食物，如动物内脏、辣椒、生姜、狗肉、羊肉、荔枝、大蒜、洋葱等。另外，还要少喝酒、碳酸类饮料等，以免助湿生热。

最后还要特别提醒读者，中医治病是用药物的偏性纠正人体的偏性，寒则热之，热则寒之。是寒证，用温热的药，肯定能起到较好的效果。身体是热的，就用凉药来纠正身体的偏性。最终达到阴阳平衡。如果证没辨清楚，就不能乱用药。例如，这个人是热证，再吃补药，肯定会出问题。所谓"是药三分毒"，用错的药，用反的药，肯定是有毒的，就是这个道理。

第三节　爱抽烟（二手烟）的男人要清肺

我的父亲是个烟民，烟瘾特别大，每天早晨醒来的第一件事不是先睁开眼睛，而且先去摸床头柜上的香烟。记得我小时候，父亲特别爱打麻将。那时候家里地方小，冬天也没有暖气，父亲和几个牌友坐在卧室里打麻将，一打就是通宵，我在卧室床上睡觉。那几个牌友也都是烟民，烟一根接着一根，屋子里经常都是烟雾缭绕。

后来，出现一个特别有意思的事情。我大学毕业后当了一名医生，带着爷爷、父亲到单位体检。没想到，我们三个的肺部 X 光片检查结果一样，都提示有钙化灶，而且三代人的病变都在一个位置上。我当时想不明白，我和爷爷又不抽烟，肺上怎么会有钙化灶呢？后来很快想通了，是吸二手烟的缘故。所以，抽烟、吸二手烟的危害都不容小视。

在这里，给大家推荐一道我的消除二手烟危害的清肺茶吧！

麦冬清咽茶　桑叶 6 克，菊花 6 克，麦冬 6 克，青果 10 克。这是一位名老中医提供的验方。我跟着老中医实习时，他常给病人开此方，我用小本本记下来了，在门诊上遇到抽烟的病人，就推荐给他们当代茶饮，很多人反响很好。

这道麦冬清咽茶中，桑叶有清肺润喉的作用。《本草求真》中说，桑叶"清肺泻胃，凉血燥湿"。《山东中药》云："治喉痛，牙龈肿痛，头面浮肿。"菊花疏散风热、清热解毒，麦冬滋阴润肺，青果清热解毒、利咽化痰。整个方子具有利咽开音、清热润肺的功效。另外，它对咽喉肿痛、声嘶音哑、口干舌燥、咽干不利，以及慢性咽炎、扁桃体炎等证候的人群效果也非常好。

第四节 爱喝酒，要知道这个保肝方

有个高中同学，和我一样，毕业以后来到北京工作十多年了。一年夏天，半夜给我打电话，幸好我正在熬夜看世界杯，也没有睡觉。接了电话才知道，最近几天连着喝酒，这次喝完酒以后突然呕吐带血了。本来他都喝醉了，结果又给吓清醒了。我说，你干嘛喝那么多？他回答，没办法，不喝办不成事儿。我说，这就是喝酒引起胃黏膜受损导致的，不用太紧张。先休息吧！明天来找我，我给你开点养胃的药调理一下。后来，他在我这边坚持吃中药，调理了一个月，把胃养好了。

常喝酒的男人要养胃

酒精对胃是有很大刺激的。早在 1833 年，美国一位医生通过瘘管观察就发现，过量饮酒时酒精对胃黏膜会造成刺激，进而出现充血性片状红斑、炎症渗出和糜烂。所以，喝酒伤胃，是板上钉钉的事。那么，常喝酒的人如何保护胃呢？在这里我推荐揉两个穴位——脾俞和胃俞。

脾俞在第 11 胸椎棘突下旁开 1.5 寸处，胃俞紧挨着脾俞，在第 12 胸椎棘突下旁开 1.5 寸处，左右各一个。为什么要揉这两个穴位呢？"俞"是输出的意思，意思是将脾胃中的湿热水气输送到膀胱经。而酒精是湿热之品，所以揉这两个穴位效果非常好。揉的时候可以用两手的大拇指，各揉 300 次，有健脾养胃的作用，还可以帮助酒精的代谢。

常喝酒的男人要保肝

酒是经由肝脏代谢的，很多人喝酒多了，容易患酒精性肝病，就是这个道理。所以，常喝酒的人要注意保肝。

先说喝酒时保肝的一些技巧。一是喝酒时要注意多喝白开水，促进酒精的稀释和肝脏的代谢；二是喝酒不要喝得太猛，尽可能地给肝脏更多的代谢时间；三是如果饭桌上有猪肝、鸡肝等肝脏类的食物，可以适当吃一些，中医讲"以脏补脏"，还是有些道理的；四是如果感觉到疲惫，最好不要喝酒，身体疲惫的话，五脏六腑处于休养的状态，这时候就不要喝酒了。

喝酒的人，酒后可以揉一揉太冲穴。中医讲，肝主疏泄，喝酒后，肝脏疏泄失司，这时候太冲穴就起到作用了。太冲穴是足厥阴肝经的一个重要穴位，位于足背，第1、2跖骨间，跖骨结合部前方凹陷中。揉太冲穴有利于肝脏疏泄，帮助酒精代谢，从而起到保肝护肝的作用。一个患者来找我看病时问到喝酒保肝的问题，我把这个小妙招教给了他。他后来有几次喝完酒后，就找个推拿馆让推拿师做全身推拿，同时重点揉太冲穴。这个患者说，以前喝完酒要睡到第二天中午，才缓过来劲儿，现在第二天早晨头脑就很清醒。而且他每年都体检，肝功指标一直没有异常。

常喝酒的男人这样"快速解酒"

作为一名男医生，喝酒同样少不了，有时候遇到同学、同事、朋友结婚生子等喜庆的事，或者同学聚会，我也能喝上几盅。

如果喝醉了，有什么可以快速解酒的小妙招吗？当然有了，有味中药就有解酒的作用，那就是葛花。《名医别录》中说葛花就三个字："主消酒。"我行医近二十年来，总结了一个解酒的经验方，很多人反响都很好。

方药：葛花3克，枸杞子5克，枳椇子6克，栀子3克，柠檬片1～2片。

方义：在这个方子里，葛花解酒；枸杞子可以滋补肝肾，为肝脏代谢酒精提供动力；枳椇子有利水消肿、解酒毒的功效，还可以健脾养胃，《滇南本草》："治一切左瘫右痪，风湿麻木，能解酒毒；或泡酒服之，亦能舒筋络，久服轻身延年。化小儿疳虫，健胃养脾。"栀子解毒效果非常好，可以除五脏邪气、胃中热气，缓解喝酒引起的胃胀、烧心等不适；柠檬生津、健胃、清热、止渴等。总的来讲，这个方子有护肝养胃、止渴除烦、醒酒安神、通利二便的作用，可以快速缓解饮酒引起的口干舌燥、恶心呕吐以及胃肠不适等症状。

用法：将以上中药加入两小碗清水，大火烧开后换成小火，煎20分钟，等药汁剩下约一小碗的时候，倒出，再用同样的方法煎出一小碗。两碗药汁混在一起。第一天晚上喝完酒以后，喝上一碗，再把药渣加水烧开后倒入洗脚盆中泡泡脚，可快速解酒。第二天早晨起来再喝一碗，可起到健脾养胃护肝的作用。

如果不喜欢喝中药的话，喝绿豆汤也挺好，只不过效果会比中药略弱一些。

这样喝酒有益健康

饮酒的注意事项

市场上的酒可谓五花八门，从产地讲可分为国酒、洋酒，从种类讲可分为白酒、红酒、啤酒等。单纯白酒还可根据香型分为酱香、浓香、清香等。

喝酒要注意以下几点：

其一，如果有些人是湿热体质，那尽量还是少喝酒，由于酒精本身是湿热之品，喝酒多反而会加重湿热。

其二，老年人可适当喝点红酒。虚寒体质的人，比如有手脚冰冷、畏寒等症状的，可适当喝一些葡萄酒。

其三，要少喝来路不明的酒。现在很多年轻人追求刺激，喜欢喝烈性白酒，看似很刺激，实际上对身体的伤害非常大。

第五节　油腻男的"排油茶"

不知道大家留意过没，身边有些中年男士，看起来"油光满面"的。这是件好事吗？当然不是！但是现在身边这类人越来越多，在社会上也有了一个统一的称呼："油腻男"！

这是个很可怕的现象，正如我们将八九十年代出生的人称为"八零后""九零后"一样，当有一个名词来形容这个人群的时候，说明这类人已经到了很巨大的数量。

曾经有个"油腻男"来找我调理，他说，自己感觉很不舒服，整天觉得身上很困重，浑身上下油乎乎的，头发油油的，一天就得洗一次。身上油乎乎的，感觉很黏。每天蹲厕所总是解不顺畅，不知道怎么回事了。最麻烦的是，最近头发掉得特别厉害，每天都得洗头，但是又害怕洗头，一洗头，盆里都是头发，看着心惊胆战的。

我告诉他，这其实主要是现在大家的生活方式改变了，一方面饮食比较精细，吃得比较油腻，整天大鱼大肉，容易生湿邪；另一方面缺乏运动，体内的湿邪代谢不出去。这样体内的湿邪越积越多，积得身体代谢不了了，就会溢出来，这时候就出现身体油腻的现象。

而湿邪有三大特性。第一，湿为阴邪，易损伤阳气，阻遏气机。清·叶桂《温热论·外感温热篇》说："湿胜则阳微。"《素问·六元正纪大论》说："湿胜则濡泄，甚则水闭胕肿。"第二，湿性重浊，"重"，即沉重、重着，指湿邪致病，出现以沉重感为特征的临床表现，如头身困重、四肢酸楚沉重等。《素问·生气通天论》说："因于湿，首如裹。"第三，湿性黏滞，"黏"，即黏腻；"滞"，即停滞。吴瑭《温病条辨·上焦篇》谓："其性氤氲黏腻，非若寒邪之一汗即解，温热之一凉即退，故难速已。"

对付湿邪，最好的办法就是利湿。

运动排汗排湿　湿是水湿，动则生阳，体内阳气充足，湿邪就无处遁形了。所以，多运动有利于排湿。

山楂荷叶茶　取干山楂10克，荷叶10克，陈皮10克，薏苡仁30克，车前草3克。先用清水浸泡半小时，然后把清水倒掉，加入两小碗水，大火烧开后换成小火，再熬20分钟，剩下约一小碗的时候，把药汁倒出，再用同样的方法煎一遍。两碗药汁混在一起，再分成两小碗，每天早晚服，坚持喝上15～30天，会感觉浑身轻松。在这个方子里，山楂消食、除滞、行气，气行则血行，有助于气血运行顺畅；荷叶消脾利湿，还有健脾升阳的作用，湿邪的病根在脾，脾主运化水湿，所以要加上荷叶；陈皮气味芳香，长于理气，对于湿阻中焦效果非常好；薏苡仁是常用的利水渗湿药，本身还有预防脱发的作用。车前草可以清利湿热。整个方子既可健脾益气，还可清利湿热。很多患者反响都非常好。

身体变得油腻，是身体给我们的一个重要信号，我们要珍惜这个信号，及早调理，防病于未然！

第六节　中药洗一洗，房事更持久

在婚姻关系中，性满足是一个非常重要的问题，长期性生活不协调很容易导致感情出现裂缝。据杜蕾斯关于全球性福调查报告的数据显示，中国人群的性生活频率高于全球平均值，但性满意度却在逐年下滑。生活中，想要获得真正和谐的性生活并不是件容易的事情。影响性和谐的因素很多，但早泄无疑是大多数男性难以启齿的痛。

小李是一个26岁的年轻小伙，刚结婚五个多月，一周有2～4次性生活，性欲和勃起硬度都还不错，但不足一分钟就会控制不住发生射精。他说，刚开始以为是自己经验不足所致，后来调整了一段时间还是不行。老婆虽然没说什么，但是自己总感觉抬不起头。像小李这种情况，基本上可以认定为早泄。早泄分器质性病变和中枢性功能紊乱两类。前者可能是由手术所致交感神经系统、全身性神经系统疾病和局部感觉器损伤等问题引起的，治疗起来比较困难；而后者由于长期手淫、纵欲过度、精神紧张、情绪激动等因素导致大脑皮层和脊髓射精中枢兴奋性增高引起的。

临床上，大部分正常男性的早泄表现都属于中枢性功能紊乱。究其结果，可总结为青少年时过度手淫，观摩成人电影而导致阴茎头神经末梢高度敏感。这部分患者，性冲动和阴茎勃起硬度都没问题，能够圆满完成性活动的各种动作，可就是对射精的控制力不够，性交时草草结束不能持久。从中医角度讲这是由于肾精亏损，肾气不固，就像是储藏精液的仓库大门没有关严实，稍有动静就自动打开了。

中成药推荐　门关不严，自然要换一把牢固点的锁。对这部分早泄病人，我经常推荐他们去药店买点金锁固精丸，按说明书吃。如果伴有胸闷不舒、两胁胀满、肝气郁结等表现，再配上逍遥丸。如果伴有口苦咽干、阴囊瘙痒、烦躁易怒、面红目赤的肝经湿热表现，可配龙胆泻肝丸。如果伴有五心烦热、头昏耳鸣、潮热盗汗的阴虚阳亢表现，可配知柏地黄丸。如果有精神倦怠、面色不华、食欲不振的脾虚表现，可配合着归脾丸治疗。以上都是常见的中成药，一盒也就几块、十几块钱，坚持吃上一阵子，就会发现自己不仅早泄消失了，身体一些其他的不适也没了。有些患者除了早泄外，脾胃功能还特别差，用金锁固精丸配着归脾丸，不仅使性生活恢复了正常，饭量也大了。

外洗方推荐 另外还有一个外洗的方法，效果也非常好。用五味子30克，细辛10克，丁香30克，蛇床子30克，石榴皮30克，刺猬皮30克，厚朴10克，陈皮10克，研磨，纱布包裹，加白酒500毫升搅匀浸泡。每天晚上用棉球蘸药酒擦拭睾丸、阴茎、包皮，然后再用拇指、食指、中指按捏龟头5～6分钟，直至发热变硬即可，如果嫌酒味有刺激的话，2小时后用清水擦去即可。这个方子，相当于中药里的"伟哥"，可以补肾固精，降低生殖器敏感度，从而起到预防早泄的作用。

锻炼法推荐 还有一部早泄病人，其实并不是真正的早泄。在男女性反应的生理差异上，男人就像是灯泡，拉即亮关即灭。而女人却像是电暖气，通电后温度是慢慢上来的。所以很多男人口中所谓的早泄是由于性经验不足、心理紧张等因素的干扰，而导致夫妻不能默契地同时出现性高潮。这个时候进行一系列的行为干预就可以大大改善性交体验。经过多年实践观察，我总结出几个确实有用的行为疗法，大家可以择一两个使用，具体有以下几种：

1. 当男方有射精预感时，可以暂停，改用其他抚慰方法交流情感，以此增加耐受力。也有专家推荐一种指法，不妨一试：用拇指放在阴茎上面冠状沟处，食指与中指放在在另一面冠状沟处，用力从前往后捏压10～20秒，然后突然放松，如此反复4～5次。力度与阴茎勃起程度成正比。据称一般训练3～6个月，便能对射精控制自如。

2. 使用双层避孕套，以降低阴茎和阴道的摩擦感和刺激程度。平常洗澡用凉水与温水反复刺激睾丸，轻拍、拽睾丸，锻炼性能力。

3. 改换性交体位，如女上男下式、侧位性交等，这样男性更省力，动作幅度小，刺激减弱，也可以延长性交时间。

4. 房事达到高度兴奋时，向下牵拉阴囊和睾丸，可以降低兴奋性以延缓射精。

总之，男性朋友们要积极对待早泄问题，不要形成心理压力，对一些人云亦云的性交尺度或指标不要迷信，因为那些说法往往是"春药"广告词，以偏概全。偏听偏信，会让大多数人在心理上败下阵来，陷入"越怕越不行，越不行越怕"的恶性循环。女性更不能对其挖苦与责备，这样会给男子造成更大的心理负担，要以体贴、鼓励、劝慰的方法帮助自己的丈夫重拾信心。

第七节　男人不易，外洗方解决下身瘙痒的苦

当男人不容易，碰到困难大多会咬牙扛着。其实，很多男士在生病时也会硬扛着，尤其是一些比较尴尬的疾病。

许师傅是个出租车司机，时常阴囊瘙痒，小便也觉得涩痛。以前阴囊瘙痒还能忍住，但是愈加严重，有时候特别想隔着裤子抓一抓，但是开车安全第一，再加上客人在边上，只能忍了。那种痒劲儿甭提多难受了。

我问："要不是忍不住了，是不是还不来看病？"他说："是啊，自己也知道自己这病是咋得的，就是久坐和憋尿。现在生活压力大，开出租车，是要给出租车公司交份子钱的，所以车要是停一天就等于是亏钱。有时候，正想上厕所呢，上来个乘客，忍一忍吧，把乘客载到目的地再解手吧。时间长了，憋出来的。"

开出租车的，一般都特别能说，我问一句，他就倒出来十句。我心里想，要是所有的病人都能像他们就好了。他还说，最近，除了瘙痒难忍，有时候还会出现阴囊肿胀、疼痛，疼痛重的时候会放射到同侧腹股

沟，路都走不成。

看来这个司机师傅把自己的病分析得透透的，而且事实上确实是这样，现代社会，都市男性整天超负荷工作，身体机能昼夜不停地运作，很容易出现劳累导致身体免疫功能降低，诱发炎症。

造成阴囊瘙痒的原因，从生活上讲，就如司机师傅说的；但是从医学上来讲，门诊上见得最多的诱因是慢性前列腺炎，感染人群主要集中在汽车司机和办公室职员这两类职业。这部分人由于白天久坐、憋尿等习惯，很容易造成前列腺充血感染，这时候就会表现为阴囊湿热、瘙痒。

对于这个出租车司机，我建议他，每晚休息时除了用温水泡脚外，也犒劳犒劳自己的会阴部。会阴就是盆膈以下的所有软组织，包括前部的尿生殖三角和后部的肛门三角区域。睡觉前可以先用温水清洗按摩这个部位，能够缓解前列腺一天的疲劳。

可以用龙胆草 12 克，蛇床子 15 克，黄柏 15 克，土茯苓 30 克，苦参 30 克，甘草 10 克，煎水外洗生殖器部位。每日一次，可以清热化湿，通窍利浊，有效防治感染炎症，还可以缓解瘙痒。对于慢性感染者，还可以每天在饭前与饭后 2～3 小时，用手掌给自己的小腹部按摩 12 分钟，这样有助于改善血液和淋巴循环。

这个司机师傅回去洗了三天，阴囊就不痒了，他来到我的门诊上感谢，还留下了电话，说有啥急事儿需要用车，一个电话打过去，随叫随到。我笑着点头答应，然后叮嘱他，以后可千万不能再憋尿了，开一个小时左右的车就下来活动活动。

许师傅脸上现出为难的表情，说："就是吃这碗饭的，由不得自己啊。"

后来，有一次我有急事外出，给他打电话，他还真就十几分钟就到了。他见到我很高兴，说有好几个师傅也有这毛病，把这个方子介绍给他们，用了都说解决了瘙痒这个大难题。

我到目的地以后，坚持把钱给他，他不愿意接。我说："你费点力我都不说了，车不得喝油啊。"

许师傅听了我的话，很感动，说："你要是不见外，回头请你喝茶，咱好好侃侃。"我欣然应下。

第八节　会摇髋，男人壮腰又固肾

腰，是人体重要的支撑和枢纽。腰，左边是"月"，表示是身体器官，右边是"要"，有要塞、要地的意思。要塞之地，不可一日被敌人攻陷；我们的腰，不可一日被病邪占领。但是，我在门诊上见到很多腰痛的男士，苦而无奈。记得有个男患者曾跟我说："我这腰痛就是久坐引起的，但是没办法，每天上班在电脑前一坐就是几个小时。我要是少挣点钱，我媳妇就得累着，她要是工作太忙太累，孩子就没人管了。所以，我只能苦自己。"

我很理解这个病人。中年男人，上有老下有小，是一个家庭的顶梁柱，所以腰杆要够直够硬，否则就不能给家庭撑起一片天来。在这里我给大家推荐两个锻炼方法。一个是在办公室锻炼的方法，一个是在家中锻炼的方法。

办公室锻炼——摇髋

身体自然站立，两腿自然分开，右腿向前一小步。左腿下蹲，双手叉腰。双胯向左、向前、向右、向后、再向左，使胯部画水平圆。反向亦然，左右各60次。

家庭中锻炼——小燕飞

可在家中的硬床上，或者在地上铺一个瑜伽垫，然后趴在上面，脸部朝下，以胸腹部、两肩关节为支撑点，然后四肢和头部缓缓向上抬起，使腰部肌肉尽量收缩，像一只小燕子在飞翔一样，持续 3 ～ 5 秒。继而缓缓落下，使腰部肌肉放松，休息 3 ～ 5 秒后，重复原来动作，这样每天 30 ～ 50 次。当然，刚开始如果做不够次数时也不用刻意，可以循序渐进，逐渐增加次数。一般情况下，7 天左右症状即可大大减轻，15 ～ 30 天后即可感觉腰部强健有力。

一个患者因为腰疼来找我看病，他掀起上衣，我一看，腰上的赘肉都已经形成"游泳圈"了。我把上面的方法告诉他，他倒是很有恒心，锻炼了一个月，腰也不疼了，体重也从 180 斤减到了 172 斤，把他和他爱人都高兴得不得了。他又坚持了 3 个月，体重又降了十几斤，整个人活力十足、精神焕发。

这其实很正常，中医讲"腰为肾之府"，腰部出问题，肯定会连累到肾脏，而肾主骨生（脑）髓，所以锻炼以后腰疼的问题解决了，也会让肾脏更健康，肾脏功能正常了，人的精气神自然就充足了，自然就活力十足了。

第九节　"七损八益"，防止房事早衰

我在门诊上，见到有些人六七十岁了，还依然有性需求，而有些人才三四十岁，本该是生龙活虎之年，却过早出现性功能衰弱，对性生活提不起性趣，暮气沉沉。

肾精是人体真精的主要成分，而肾精的疏泄跟性生活关系很大，肾精开合有度，则精神饱满、延年益寿。肾精妄泄无度，则真精耗损、折伤阳寿。所以历代医家都提出"房事伤"的告诫，指出"房中之事，能杀人，也能生人"。

人体的肾精就像是存在银行的金钱，而性生活便是理财的手段，只有掌握正确的理财方法，才能让存在银行的资金产生最大的收益。如果户主毫不懂得理财理念，那存款便会在短时间内被挥霍掉，剩下的日子就只能喝西北风了。

古人很早就掌握了正确性交的方法，提出了"七损八益"的房事养生理念，《黄帝内经》记载："能知七损八益，则二者可调，不知此用，则早衰之节也。"

何为七损？七损是指七种性生活中有损人体健康长寿之事：一曰闭，二曰泄，三曰竭，四曰怫，五曰烦，六曰绝，七曰费。

"闭"是指当阴茎或阴户疼痛时不宜同房。很多生殖系统疾病都是以疼痛为表现，比如阴茎硬结等，带病行房事无疑是给自己的身体健康雪上加霜，如果是性病还可能导致感染。"泄"是指大汗淋漓时不宜同房。中医讲"血汗同源"，泄汗便是泄精，大汗淋漓不止可能是阳气不固，这个时候要立即中止性交，防止阳气衰脱。"竭"是指性行为不宜纵欲无度，应该适当节制。现在不少年轻人花天酒地，夜夜笙歌，私生活很不检点，年纪轻轻就已经形容枯槁，早生华发，这其实就是过分耗损肾精的结果。他们只图一时贪欢逞欲之快，却不考虑长远。"怫"是指阳痿不举时不宜性交。"烦"是指心烦意乱时不宜性交。"绝"是指在女方无性欲要求时，而男方粗暴强行交合，这对双方特别是女方的身心健康非常不利，犹如陷入绝境，故而叫做"绝"。"费"是指性交的时候不宜急速图快，过分耗费精力。

何为八益？八益是性生活中对人体有益的八种做法：第一，调治精气；第二，致其津液；第三，掌握适宜的交接时机；第四，蓄养精气；第五，调和阴液；第六，聚积精气；第七，保持盈满；第八，防止阳痿。总之，行房事前先内守意念，调治精气，不要像性急的猴子一样，如果心情紧张就先盘膝而坐，放松臀部的肛门肌肉，导气运行。性交前要做好前戏，等双方都有较强的性欲冲动时再适时插入。行房事时，动作要轻柔舒缓，不要粗暴急躁，更不可纵情极欲滥泄精气。性交结束后，要在阴茎还没有完全疲软时就抽出，事后用温水清洗。做到了这些，就法于阴阳，知其道了。

总之，人生无处不修行，性生活也是一种修行。牢记七损八益，性生活和谐，家庭生活就会和谐。

第十节　三穴常揉可告别前列腺肥大

有位中年男子来找我看病，他的职业是出租车司机，病因是肾脏积水。问诊时，我问他有没有小便时间长、小便分叉、尿不净等情况。他点点头，说上厕所时，常常在小便池前站很久才尿出来。看着别人上厕所的时候，一脱裤子就喷涌而出，自己感觉很尴尬。说完之后，他又不解地问："大夫，我是肾脏积水，您问我前列腺的问题做什么？"

我告诉他，出租车司机因为久坐的缘故，再加上大小便没有时间点，容易憋尿，因此很容易出现前列腺增生肥大的问题。前列腺肥大不仅会造成排尿困难，还可能会诱发肾脏积水，进一步还有可能发展为前列腺癌。所以，出现前列腺肥大一定要早治。

我当时给他进行了针刺治疗，取太溪穴、水泉穴、阴谷穴扎针。太溪穴是足少阴肾经的原穴。很好找，就在足内侧，内踝后方与脚跟骨肌

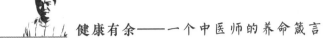

腱之间的凹陷处，也就是说在脚的内踝与跟腱之间的凹陷处，左右脚上各一个。《九针十二原》说："肾也，其原出于太溪穴，太溪二。"太溪，太，大的意思。所以太溪的意思是，刺激此处可以让肾经水液汇集成较大的溪水。在太溪穴直下方1寸处，是水泉穴。水泉，一听名字就知道，刺激此穴可以让水如泉般源源不断外流，它也是足少阴肾经的穴位，可以利尿。阴谷穴位于腘窝内侧，屈膝时，当半腱肌肌腱与半膜肌肌腱之间。阴谷穴可以益肾理气，通利膀胱。足少阴肾经是从腿到胸的，针刺这三个肾经上的重要穴位，可以补肾、益气、利尿。

针刺过之后，这位司机有上厕所的意思，回来之后当时就说，解小便从来没有这么顺畅过，太神奇了。

我听了笑了，中医在治疗某些疾病方面疗效确实显著，让人感觉很神奇，其实这在医生眼里根本不算什么。我给他开了治疗肾脏积水的药物，同时叮嘱他，上面这三个穴位，有时间了就来医院扎针治疗，没时间的话，自己在家按摩也可以，每个穴位各300次。那个司机后来复诊，说解小便的问题顺畅多了，肾脏积水也再没犯过。这是当然，肾脏积水是由于前列腺增生肥大引起的，这是病根，病根除了，附属的病症自然就不会再犯了。

治疗前列腺增生肥大，有个外敷方效果也非常好。取生栀子100克，芒硝30克打粉备用。用蜂蜜将以上药粉一小勺调成糊状，每天晚上临睡觉前外敷肚脐，再用胶布固定。一般三五天后小便就会顺畅很多了。

第十一节　让男人的更年期"软着陆"

不要以为更年期是女性的专利，对男人来说，50～60岁这一阶段也是更年期综合征的易发阶段。古人讲"五十知天命",男人在50岁之后,身体器官基本上就开始了从中年步入老年的旅程。

既然是旅程,那一路上难免有颠簸起伏。在这个过程中,睾丸间质细胞功能和曲细精管的生精功能减退,从而会引起整个内分泌的生理功能失调,出现一系列的临床症状,比如烦躁不安、头疼失眠、性欲减退、神经衰弱等。

中医根据表现症状的不同将病人归为"肝气郁结""肝肾阴虚""心肾不交""脾肾阳虚"等四个证型。

肝气郁结表现为精神抑郁、急躁易怒、胸胁胀满,喜欢唉声叹气。平常可以吃一点逍遥丸。这是常用的中成药,一般的药店都有卖,按说明书吃就可以了。

肝肾阴虚表现为头晕目眩、耳鸣健忘、五心烦热、潮热盗汗、失眠多梦等。这个时候可以吃知柏地黄丸。另外,还有个食疗方叫"玄地乌鸡汤",不仅美味而且治病,也可以试试。选用玄参9克,生地15克,乌鸡500克。将玄参、生地置于鸡腹内,加上清水、调料(茴香、花椒等温热的调料不要放)文火炖熟,调好味放在冰箱里,每天早晚喝上一小碗鸡汤即可,可以滋补肝肾,育阴潜阳。

心肾不交则水不济火,心火旺盛,表现为头晕、目眩、口干舌燥、舌红少苔。针对这种情况,平常熬一点藕粥、莲子粥、百合粥喝都是不错的食疗方法。

脾肾阳虚则表现为畏寒肢冷、神疲腰酸、小便清长、食欲不振、阳痿早泄等。这个时候我们用温肾壮阳、暖脾健中的方法,用杜仲15克,五指毛桃30克,续断30克,山药30克,猪尾巴1条,核桃肉3个,放入砂锅炖煮,加入少许食盐,吃肉喝汤,隔上两三天就吃一次。

更年期是一个全身内分泌功能紊乱的过程,所以也不用着急,慢慢调，上面的方法都是平补身体的，一定要坚持，就能取得胜利。

虽说更年期是一个过程，每个人都要经历，但如果您用我的方法，就能让身体"软着陆"，不至于跟家人同事整天闹矛盾，伤人伤己。

第十二节　男人也有乳腺病

刘先生来找我看病，说不知道什么时候发现自己胸部表现得有点大，刚开始也没上心，以为是由于肥胖的原因，这又过了一年，发现不对劲，他的胸部不单大而且坚挺，用手去触摸的时候在乳晕部还有椭圆形的不规则肿块，用手掌四指推抚的时候可以移动。

刘先生的"乳房"给他带来了极大困扰，他怀疑自己是不是得了什么癌症。我检查过后，确诊他这是男性乳房发育症，此病又称为男性乳房肥大症，是以单侧或双侧乳房增大而呈女性乳房为主要症状的疾病。这个病的患病人群经常两极分化，要么是出现在13～14岁正处于青春发育期的青少年，要么是发生于60岁以上的老人。特别是老年人，有报道称50～69岁的住院男性，高达72%都存在老年性乳腺增生症。

对于两类年龄差异巨大的患病群体，中医认为其病因也不相同。对于青少年来说多数是由于肾气不足，阳不制阴，用现代医学理论讲就是体内雄性激素水平低下，甲状腺素、催乳素等激素分泌过多。而老年朋友患上此病，更多的是由于情志不遂导致的肝气郁结、气滞血瘀。

六十岁以上的男性也容易呈现乳房女性化，我在门诊上见的就更多了，而且其中不少老人是因担心自己是乳腺癌而前来就诊。在这里我先为大家将男性乳房发育女性化跟乳腺癌进行一个简单的区别：乳腺癌的乳房肿块，坚硬如石，推之不移，边缘不清；而乳房发育女性化时乳房所触及的肿块是推之即动的，而且边缘清晰，没有疼痛感。中医认为这是肝瘀痰凝、经络不畅，治疗应以疏肝解郁为原则。

调理这个病症，用中成药逍遥丸效果非常理想。逍遥丸是中医常用的经典方剂，由柴胡、当归、白芍、白术、茯苓、炙甘草、薄荷、生姜组成，此方中的柴胡疏肝解郁，当归、白芍养血柔肝，白术、甘草、茯苓健脾养心，薄荷助柴胡以散肝郁，生姜温胃和中。诸药合用，可肝脾并治，起到疏肝养血、健脾和中的作用。服用此方可以让人的肝气舒畅，心情开朗，就像神仙一般逍遥快活，故名"逍遥丸"。

如果是有内热的话，可以用丹栀逍遥丸，就是在逍遥丸的基础上加了牡丹皮和栀子。牡丹皮是植物牡丹的干燥根皮，性凉，微寒，具有清热凉血的作用。栀子是植物栀子花开后的果实，具有护肝、利胆、镇静的作用。

如果感觉吃药比较麻烦的话，我给大家推荐一道药茶，效果也同样好。这道茶名为"佛手解郁茶"，配方包括：佛手9克，玫瑰花6克，陈皮10克，橘叶6克，蒲公英15克。其中，最重要的一味中药材当属佛手。佛手是植物佛手的果实，外形就像佛陀拈花的手，故名"佛手"。佛手入肝、脾、胃三经，有理气化痰、舒肝解郁、健脾和胃等多种功效；玫瑰花也有舒肝理气解郁的功效；陈皮健脾理气，利湿和胃，橘叶可疏肝行气；蒲公英有清热、解毒、散结、利尿的作用。长期服用此方也能起到疏肝解郁、健脾和胃、行气化痰的作用，与逍遥丸有异曲同工之妙！

第十三节　中年大肚男的三大表现与克星

男士到了中年以后，身材很容易走形，主要表现为大腹便便。在这里提醒各位男士，中年大肚绝不是什么好兆头，肚子变大，说明身体内邪湿较重，内脏的脂肪也在增多。而这些都是脂肪肝、高血压、糖尿病等疾病的表征。所以，中年减肚非常重要。

也有很多男士发现了这个问题，但是通过运动、节食等方法，效果一点也不明显。其实，这主要是不对症的缘故。就好比敌人在东边，无论你用什么样的枪炮，不瞄准方向都打不中敌人是一样的。我在门诊上遇到的中年大肚男，多见三种表现。

一是肚子寒凉。中医讲"阴成形，阳化气"。这很好理解，阳动而散，故化气；阴静而凝，故成形。有些中年男士肚子变大，与腹部有寒、肾阳不足有关。肚子寒凉的时候，身体就容易增脂长肉，这是一种代谢性的发胖。就跟我们人感觉冷的时候要穿厚衣服是一样的，肚子凉也同样会增肥。这时候最根本的减肥方法就是"温补肾阳"，阳气足了，寒邪、湿邪等化掉了，肚子自然就减下来了。最简单的方法就是用热盐包进行热敷。

家中准备一个热盐包，每天晚上临睡前放在肚脐下小腹部热敷，敷上15分钟。小腹部是足少阴肾经的循行之处，有神阙、关元、气海等穴位，可以温阳、利水、散寒、补肾。有个朋友，就是个大肚男，而且总感觉肚子凉，用了这个方法，肚子暖了，大便也不稀溏了，人也爱活动了，腰围很快从二尺九减到了二尺七。

二是过劳肥。还有很多中年男士是过劳肥。中医讲"内虚则外张"，就像吹气球，气球越大，气球壁越薄。过劳肥的人也是如此，块头越大，越是虚弱。这类人大多表现为肥胖、过度劳累、爱忘事儿、不爱活动等等。需要特别注意的是，就像吹得越大的气球越容易破一样，这类人过度运动是有危险的。本来就特别虚，如果再突然过度锻炼，对身体的伤害非常大，甚至有可能危及生命。

对于这类人，应该先补气，最简单的方法，用太子参泡水。太子参具有补气生津的作用，而且它的药性偏于温和，不至于让人"虚不受补"。每天用上 15 克，代茶饮即可。中医讲，气为血之帅，气行则血行。用它来补气，同时注意休息，规律饮食，慢慢地，身体的气血运行加快，身体有力量了，再进行强度由小到大的运动，肥胖慢慢就消失了。

三是痰湿犯体。猪八戒大家都知道吧？肥头大耳大肚子，睡觉时鼾声如雷，平日里"光彩照人"，脑门油亮，易出汗，且多黏腻，容易出现糖尿病和高血压等慢性病。

这类人可以用冬瓜薏苡仁汤来利尿祛湿化痰。准备冬瓜 100 克，薏苡仁 60 克。先将薏苡仁用清水浸泡一夜。煮粥前将薏苡仁捞出，冬瓜去皮切成丁。然后将薏苡仁和冬瓜加入清水中，大火烧开后换成小火煮 30 分钟即可，可根据自己的口味加入盐、葱花等调味料，坚持服用。

去年，一家合资企业邀请我去讲课，我看约 150 人的听众里，大多是中年男性，而且很多人有肥胖的问题，于是就讲了上面大肚男减肥的方法，后来很多人跟我反馈说效果明显，比去健身房都管用。

第十四节　痛风紧盯中年男

　　说说痛得让人死去活来的痛风。有个朋友，以前特别爱喝酒，每次聚会，白酒、啤酒、红酒，什么酒都能喝出兴致。后来再聚会，死活就不喝了，问其原因，原来是得了痛风。据他描述，痛风突然发作时痛得要死要活的。喝一次酒发作一次，后来就再也不敢喝了。还有一个病人，来找我看痛风，他说："余大夫，我得了痛风以后，脚不能弯，膝盖不能弯，刚开始家里用的是轿车，因为痛风，轿车都钻不进去，没办法，家里的车都换了，换了一辆SUV。"

　　对于痛风的治疗，要分急性期和慢性期。

　　急性期重在清热利湿，活血通络。我有一个妙招，那就是用如意金黄散调糊，敷患处，同时口服四妙丸。如意金黄散的作用是清热解毒、消肿止痛，用它调糊敷患处可以直接作用在疼痛部位，起到快速止痛的效果。在外敷的同时，口服四妙丸有清热燥湿、通筋利痹的效果。这样标本兼治，可快速止痛，并防止痛风复发。

　　缓解期重在健脾补肾。先讲一件很有意思的事。有一位中年女性，因为痛风来找我看病，经过几次治疗后痊愈了。后来她又介绍了几个朋友前来治疗。但她吩咐我，不要跟朋友说自己以前来治过痛风，就说治的是月经不调。原来，这位女性特别贪嘴，平时喜爱吃宵夜，喜欢喝啤酒、吃烤串，她也是因此才得上痛风的。看来，她虽然治愈了痛风，却没有打算改变原有的不良饮食方式。痛风在缓解期时，一定要注意补肾，肾主藏精，当人正气不足时，容易发病。从现代医学上讲，痛风的患者常食高嘌呤的食物，如火锅、浓肉汁、海鲜等。这些食物会加重肾脏的负担。所以要注意补肾。可以口服济生肾气丸，温补肾阳、利水消肿。

在这里需要提醒大家，痛风确实是由于饮食结构不合理造成的，因此一定要注意改正。

第五章　余说家庭小验方

第一节　告别"不死的癌症"鼻炎

这些年，我为了治疗自己的鼻炎，真的是想尽了各种办法，可以说我与被鼻炎困扰的患者同病相怜，有很多说不完的话。我总结出了诸多防治鼻炎的方法，下面将逐一介绍给大家。

1. 不忍回忆的鼻炎经历

我的家乡在湖北，那边的空气比较湿润，我少年时也没有遇到鼻子干、痒这种情况。2001 年来到北京上大学，北京到了冬天要用暖气。我以前从来没有用过暖气，第一个冬天用过暖气之后就觉得鼻子好干，早上起床洗漱时鼻子会结痂，有一些血丝，时不时就要抠抠鼻子。

时间久了之后，就发现有一些鼻子的痛、痒、不舒服。早上起床后，就会有明显的打喷嚏情况，然后是眼睛发痒，特别难受。

一开始，我以为自己得了感冒，就买了一些感冒药，吃完之后发现也不管用，发现还是有这种症状，发展到每天早上起来都要打喷嚏。并且喷嚏打完后人整个头都感觉很缺氧，眼睛特别难受，整个头都痒，眼睛发胀，感觉脸部肿胀起来了，真是非常难受。

后来我意识到，自己可能是得了鼻炎，因为自己还是一个刚入学的新生，并不知道怎么解决问题，于是我就去国医堂问诊。老师看了后，说是过敏性鼻炎，给开了一些中药。

我吃完之后效果不是很明显，记得当时老师开的主要是一些通窍的药，比如桂枝、麻黄、细辛之类的。吃完药之后我觉得还是有点燥，上火，心烦，更不舒服了。显然，这个方法不是特别适合我，后来我也尝试了各种方法，包括按摩、扎针、点按穴位之类的。

鼻炎发展得越来越重，给我带来了很多困扰。而且，我也发现鼻炎特别影响记忆力，时间一久，就觉得大脑缺氧，记不住东西。

后来，我决心一定要把鼻炎治好。于是多方求医，加上自己看书学习，总结出一套行之有效的治疗方法。今天给大家来分享一下。

2. 说说鼻炎这个"不死的癌症"

鼻炎是一个有明显季节性的疾病，在春秋两季多发，并且非常容易复发。鼻炎虽然称不上是什么大病，但是发作起来会给人们带来极大的困扰和不便。

为什么鼻炎在春秋两季容易多发呢？现代医学认为，主要是因为春天和秋天昼夜的温差比较大，气温冷热交替变化，让鼻子产生了一些不适。同时，秋天的干燥使鼻子的毛细血管收缩，也会导致鼻炎高发。另外，春季往往是花粉比较多的一个季节，也会引起一些过敏的反应。

从中医的角度来说，鼻子是在人体比较高的位置，中医讲"巅顶之处，唯风可到也"。风邪的侵害，首先是易袭阳位，人的头面部就是中医所讲的阳位。

现代人为什么那么容易得鼻炎，为什么鼻炎的发病率越来越高，我认为除了前面说的季节性原因，还跟自身的体质有关系。

很多鼻炎的患者属于阳气虚弱的体质，就是我们中医所说的督脉的阳气升发不上来，导致任督二脉不能交通，所以产生鼻子堵塞等一系列鼻炎的反应。

中医认为鼻炎虽然从表象来看和肺有关系，其实鼻炎和肺、脾、肾三脏的关系都非常密切。

现在大多数人运动得太少，整天呆在空调房里。中医讲动则生阳，因为长期不动，阳气不能升发。

再一个原因是长期吹空调，一遇热就开空调，一出门就坐车，缺乏运动，身体逐渐就失去了这种排寒排湿的机会，从而导致湿和寒瘀滞体内，使阳气郁而不能宣发，就会出现鼻塞等一些问题。再加上饮食不节，贪食冷饮辛辣，导致脾胃失和，气机不畅，肺经虚火上炎，呼吸道充血，引发过敏现象。

很多人的鼻炎是因为自身的寒气太大，使阳气不能升发上来，导致鼻炎等一系列的问题。

如果平时加强锻炼，强身健体，提高自身免疫力，是可以降低鼻炎的发病率的。

3. 针对三种过敏性鼻炎的中成药

中医将过敏性鼻炎分为三种类型，第一种鼻炎类型就是我们所说的肺气虚。中医认为肺主皮毛。肺气虚弱的患者就会出现肺表不固的一些症状，风寒风湿等邪气就会成乘虚而入。

除了打喷嚏、流鼻涕、眼睛痒、鼻子痒、耳郭痒等一系列问题外，还会伴随出现面色苍白、气短、易出汗、怕风、怕冷、易感冒等症状。

肺脾气虚的鼻炎患者，可以吃补中益气丸，或者是玉屏风颗粒。坚持服用 2～3 个月，是能有效预防和治疗鼻炎的。

第二种类型是肺经风热，具体症状是鼻涕微黄，舌质红，舌苔薄，指纹紫红，脉浮数，咽赤，口唇色赤等。饮食厚腻、熬夜、酗酒的人易患此症，建议服用中成药桑菊饮颗粒，或长期用桑叶 15 克，菊花 10 克，茵陈 15 克，代茶饮用。

第三种鼻炎类型属于肾元亏虚。许多鼻炎患者是年过三十才发病，原因是这个年纪先天阳气开始衰弱，引发脾虚胃寒，进而诱发鼻炎。中医认为肺为气之本，肾为气之根。一呼一吸的协同作用由肺和肾的配合来完成。这类病人会怕冷、手脚冰冷，背部发凉，头晕、耳鸣、夜尿多，男性病人还会出现阳痿、早泄等症。

如果您属于第三种类型，推荐服用金匮肾气丸或者桂附地黄丸。

从方药的角度，我给大家介绍了适合三种类型过敏性鼻炎的中成药，在一般的药店里都能买到。

4. 对检查过敏原的看法

过敏性鼻炎患者，如果去医院，医生首先就会安排检查过敏原。过敏原检查到底有没有意义呢？

拿我本人来说，记得我当时查出来是对冷空气过敏，医生给的建议是去月球呆着，或者有冷空气的时候少出门。这其实是一个不太现实的问题。

我在临床上接诊了很多过敏性鼻炎的患者，几乎每个人都会带来过敏原检测表给我看，有人除了对蒸馏水不过敏外，对所有过敏原都过敏。若遵医嘱，只能餐风饮露，可以说地球上根本就不适合她居住了。

因此，我认为过敏原检查的意义不大。查完了以后并没有有效的治疗方法。

中医认为过敏的人还是属于肺气虚，身体抵御外邪的能力下降了，从而就会出现鼻炎的一系列症状和反应。否则，为什么别人没有鼻炎症状而你有？所以，归根到底还是个人体质的差异。

因此，强身健体是防治鼻炎的有效方法。

5. 五招防住鼻炎

鼻炎是一种很常见的病，拖延不治或治疗不当，会引起中耳炎、咽喉炎等并发症，慢性鼻炎反复发作更有可能导致鼻咽癌，最重要的还是在于预防。下面我推荐五个预防措施。

第一，注意保暖。

减少冷空气对鼻黏膜的刺激，注意戴上口罩。洗澡后，应擦干头发再睡，避免感冒。

气温骤变会给鼻炎乘虚而入的机会。由于气温下降而着凉，抵抗力较弱的人很容易患上急性鼻炎，同时也容易导致急性鼻窦炎的发生。

要避免被鼻炎袭击，最好的方法是保暖，注意天气变化，并适当添衣。

第二，保持清洁。

注意工作、生活环境的空气清洁，避免接触灰尘、化学气体特别是有害气体。室内应勤通风换气，降低过敏原浓度。

及时更换、清洗床单、被罩，防止螨虫及其分泌物诱发过敏性鼻炎；香水、化妆品等都会刺激鼻黏膜，也要尽量避免接触。

第三，耐寒锻炼。

增加户外活动，增强对寒冷的适应能力，加强锻炼，提高身体素质。运动可使血液循环改善，鼻甲内的血流不致阻滞。

第四，冲洗鼻腔。

鼻腔冲洗是较好的一种预防方法，但不建议用太冷的水进行冲洗，这样会刺激鼻腔，最好用和自身体温相近的生理盐水来冲洗，这样可以把鼻腔中的病毒、细菌、过敏原等冲洗干净。

同时要注意保持室内空气的湿度，或使用空气过滤器，不要让鼻子太干燥。每天早晨打开窗户或是外出前先搓鼻子，做鼻部按摩，直到鼻部发热为止。

第五，少吃辛辣，忌食生冷。

油腻辛辣和生冷食品都会刺激肠胃，激发鼻炎，因此，平时关注饮食忌宜，是鼻炎患者必要的预防途径。

当上呼吸道感染急性发作时，应注意尽早彻底治疗。当怀疑自己患有过敏性鼻炎时，可到医院的耳鼻喉科检查确诊。此外，改掉抠鼻孔与剪鼻毛等不良习惯，避免用力擤鼻涕等。

今天我们给大家分享的鼻炎治疗方法，以及一些常用的小偏方，适合所有的鼻炎患者。接下来我还会分享鼻炎健康操以及一些外治的方法。

6. 为什么现在的孩子很多都患有鼻炎

小孩得鼻炎主要是跟饮食习惯有关。比如，有的孩子从小就打赤脚，或是经常吃一些生冷食物损伤了脾胃，这样就会导致孩子肺气虚、脾气虚。小孩儿的生理特点是"肝常有余，脾常不足，肾常虚"，肝常有余是说孩子通常脾气急躁，举止任性。脾常不足是说孩子会经常拉肚子，因为饮食无节制，不知饥饱，有的甚至把自己吃吐了也还要吃。肾常虚是说孩子遗尿的比较多，因为肾气还未发育完全。

从中医五行理论来看，肾为气之根，肺为气之主，脾为后天之本。脾土生肺金，脾胃好，肺才好；脾胃受伤，肺一定不会好到哪里去，而鼻炎恰恰跟肺、脾、肾都有很大的关系，所以孩子才容易得鼻炎。

治疗成年人的鼻炎一般是采用针灸＋汤药的方式，鼻炎严重的患者经过3个疗程，病情就能得到控制。但是小孩儿一般比较排斥针灸，也不喜欢喝苦汤药，每次家长喂药的时候都跟打仗一样。所以对于小孩儿的鼻炎，通常采用少许汤药，配合推拿来进行治疗。

在门诊上，小儿鼻炎常见"肺脾气虚"和"心肺内热"两种证型。

肺脾气虚 这类孩子多表现为交替性或间歇性的鼻塞，时轻时重，鼻涕白黏、量多；遇到寒冷天气时会明显加重。有些孩子还会伴有乏力、便溏等症状。这时候应以补益肺气、祛风通窍手法来治疗。可清补肺经、揉外劳宫、掐二扇门各100次，推天门10次，推坎宫100次，用食、中指端放在鼻孔上揉按3分钟，再按迎香穴、揉山根各3分钟，用两拇指从鼻根部向迎香穴处分推数次。如果孩子伴有咳嗽的话，可加按揉尺泽、太渊穴；食欲不佳者，加补脾经、揉足三里，便秘者顺时针摩腹，便溏者逆时针摩腹。

心肺内热　这类孩子多为持续性鼻塞，鼻涕黏稠，不容易擤出来，嗅觉迟钝。有些孩子还会伴有头昏、耳鸣、记忆力减退。这种证型在治疗上应清心火，泻肺热，调和气血，行滞化瘀。具体推拿方法是揉肺俞100次，揉风门100次，拿风池5次，揉天柱、大椎50次，按揉百会、上星各50次，分推前额30次，上擦鼻旁5分钟，按揉迎香100次，捏捻两鼻孔5分钟，最后拿风池、肩井、合谷各5分钟，按揉列缺50次。如果孩子还伴有失眠，可加按揉神门、三阴交、涌泉等穴。

7. 孩子长期鼻炎有哪些严重后果

前几天，一个患者跟我说，她家儿子也有鼻炎。小孩儿得鼻炎以后的确很难受，晚上会经常呼吸不畅，老是用嘴喘气，所以总觉得嗓子干、口干。鼻子堵住后，上呼吸道就更容易感染，所以经常上课的时候弄鼻子，注意力不集中。而且鼻炎还会造成缺氧，导致孩子记忆力下降，长期会影响智力发育。可以说，孩子得鼻炎的后果比成人更严重，我建议要尽早进行治疗。

第二节　让口气清新的芦根荷叶茶

在门诊上，每天都会遇到各种各样的病人。有一次，一个人因为口臭来找我看病。他说出了自己的苦恼："以前，自己还是个小职员，但是最近升职了，进入了管理层，经常参加各种会议，开会期间经常需要跟人耳语，说悄悄话。可是，我知道自己有口臭的毛病，不敢跟别人距离太近，生怕口臭影响到别人。有一次外出谈生意，自己坐在一把手旁边，谈判很艰难，领导想调整一下策略，突然就扭头在我耳边说了句悄悄话，并征求我的意见。我当时头都大了，如果离一把手太远，交流意见很有可能被对方听到。可是如果距离太近，又担心领导发现我的口臭问题。所以，我一谈完生意马上就来看病了。"

成年人的口臭，大多与湿热内盛、胃火上逆有关。如果仔细观察的话，会发现口臭的人大多缺乏运动、体型肥胖，这类人体内有湿热，湿困脾土不健运，导致脾胃湿热泛滥，上行到口腔中引起口臭。这时候可以用芦根荷叶茶来调理，方法很简单，准备金银花5克，藿香5克，甘草2克，荷叶3克，芦根10克，用开水冲泡或者养生壶煎煮代茶频饮即可。

在这个方子里，金银花味甘性寒气芳香，甘寒清热而不伤胃，芳香透达又可祛邪；藿香降逆止呕，芳香化浊，胃中湿热之气不往上走了，口臭自然得减；甘草补脾益气，脾脏功能变强，湿热之邪缓解；荷叶清热除烦止渴；芦根清热泻火，生津止渴。整个方子清热利湿、健脾益气，芳香化浊，可从根本上缓解口臭。

我告诉患者，用上面的方子代茶饮，口臭当时就会减轻。但是要想从根本上祛除，还要坚持喝一段时间。患者回去以后，第二天喝了一天，晚上回家跟妻子耳语，问妻子自己现在的口腔状况，妻子说口臭几乎没有了。患者坚持喝了两周，口臭就彻底消失了。

还有一些中年人，由于工作应酬的缘故，需要经常饮酒，也容易内生湿热，出现口臭，这类人也可以用上面的方子调理。

第三节　儿茶，口腔溃疡快速愈疮止痛

得过口腔溃疡的人想必再也不想得这种病了。太疼了，还会影响到正常的饮食。大人还好一些，可以忍一忍，婴幼儿如果得了口腔溃疡，哭闹烦躁，不吃饭不睡觉，能把全家人折磨得心力交瘁。

出现口腔溃疡，我有一个小妙招，可以快速促进口腔里的溃疡愈合，还有止痛的效果。

急性期口腔溃疡

先将口腔漱净，将儿茶磨成细粉，敷在溃疡面上。大约3个小时换一次，1天5～6次。用药后10～15分钟之内不要喝水吃饭。

儿茶是一味中药，入肺、心经，既能收湿敛疮、生肌止血，治湿疮、湿疹、疮疡不敛，又能活血止痛、清肺化痰，对急性期的口腔溃疡效果极佳。

顽固性口腔溃疡

偶尔发作一次口腔溃疡，已经让人疼痛难忍，如果是反复发作，就更折磨人了。现在，口腔溃疡反复发作的病人非常多，这类病人多属顽固性口腔溃疡，此病多与焦虑、烦燥、饮酒、熬夜等引发的心火过旺有关。推荐"胡萝卜菊花粥"调治。

准备大米50克，胡萝卜100克，菊花10克，白糖适量，油适量，盐适量。菊花用水泡发；胡萝卜洗净，切小粒；大米洗净，倒入锅中，加入适量冷水，大火煮开，小火煮10分钟；倒入胡萝卜，大火煮开，小

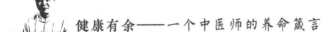

火熬煮 15 分钟；加入菊花，煮 5 分钟。煮好的胡萝卜菊花粥，随个人口味调入白糖、油、盐食用。

中医讲"诸痛痒疮皆属于心"，而"心开窍于舌，舌为心之苗"，所以只有清心除烦才能有效解决顽固性口腔溃疡。

很多病对于病人来讲可能是不可逾越的高山，但是对于医生来讲却是小事情。原因很简单，术业有专攻嘛，口腔溃疡虽然折磨得病人疼痛难忍，但在医生面前它就会乖乖屈服。

第四节　乌发丸坚持吃，告别少白头

现在社会上不少年轻人都有少白头的现象，令人苦恼不已。其实，少白头，是指青少年时头发过早变白，头发呈花白状。

决定头发颜色的是头发中色素颗粒的多少，头发由黑变白，一般是毛发的色素细胞功能衰退，当衰退到完全不能产生色素颗粒时，头发就完全变白了。

正常人从 35 岁开始，毛发色素细胞开始衰退。而有的人 20 来岁就白了，医学上称少年白发，俗称少白头。

少白头分先后天两种

少白头在西医中称为早老性白发病，是一种儿童及青年时期白发性疾病，其病因十分复杂，共有两大类型，一种属先天性少白头，另一种属后天性少白头。

先天性早老性白发病大都是由于遗传造成的，如遗传性早老病、布科氏综合征、沃登伯格氏综合征往往有家庭内数代遗传的历史，遗传性缺陷、白化病亦属先天性遗传病。在后天性少白头中有许多是伴随某种疾病发生的，有些则是由于精神过度紧张和营养不良所致。

中医认为头发质量与"肾"正相关

儿童及青年若发现少白头应及早到医院进行检查，确诊其发病病因后，只要将病因根除，是可以治好少白头的。

而按照中医理论，头发与肝肾有密切关系，肾藏精肝主血，其华在发，肝肾虚则精血不足，毛囊得不到充足的营养，合成黑色素能力减弱，就会出现白发。因此，补肾是关键。

近年来科学家研究发现，黑头发的色素颗粒中含有铜和铁的混合物，当头发含镍量增多时，就会变成灰白色。

少白头要多吃这几样食物

为了防止少白头的过早出现，在饮食上应多摄入含铁和铜的食物。含铁多的食物有动物肝脏、蛋类、黑木耳、海带、大豆、芝麻酱等，含铜多的食物有动物肝肾、甲壳类、坚果类、干豆类等。

现代医学已经确认，维生素 B_1、B_2、B_6 缺乏也是导致少白头的一个重要原因。为此应增加这类食物的摄入，如谷类、豆类、干果、动物内脏、奶类、绿叶青菜等。还要注意多摄入富含酪氨酸的食物，黑色素是由酪氨酸酶氧化酪氨酸而成的，酪氨酸是黑色素形成的基础。含酪氨酸丰富的食物有鸡肉、瘦牛羊肉、瘦猪肉和兔肉等。

此外，经常吃一些有益于养发乌发的食物，如粗粮、豆制品、水果、海产品、鸡蛋等，能增加合成黑色素的原料。中医认为"发为血之余""肾主骨、其华在发"，想保养头发就得从补肾入手，每天吃黑芝麻＋核桃＋茯苓，逐年累月，就会有不错的效果，这是一个很好的护理头发的偏方。还有多补充黑豆、桑葚、乌鸡、黑米、制何首乌等黑色食物，对于肝肾不足引起的脱发，效果也很显著。

治疗少白头良方

中医认为，青少年过早出现白发，常因忧愁思虑，血热内蕴，发失所养而成。治宜凉血清热，滋补肝肾法。方选万寿地芝丸、乌发丸化裁。药用生熟地各150克，当归100克，白芷80克，桑椹200克，女贞子200克，旱莲草200克，黑豆300克，桑叶150克。共研细末，蜜炼为丸，每丸10克，每日3次，每次1丸。

少白头防治三原则

关于少白头的预防工作，要从精神、饮食、运动三方面入手。压力是导致白发的重要因素，因此，应该学会心理保健和调节方法。既要会工作、会学习，也要会调节、会娱乐，劳逸结合，力求保持心情舒畅，避免精神危机，心理平衡对于防治早生白发至关重要。

另外，合理健康的饮食习惯也能防治白发，平时需要注重饮食的质量，多吃些富含蛋白质的物质、维生素和微量元素等，尽量避免辛辣油腻食物，杜绝一些富含精制糖的食物，这些不利于头发的生长。

年轻人平时饮食中，也要适当补充富含维生素B的食物，包括蛋类、鱼类、豆类和乳制品等，促进人体代谢，有助于防治白发。

在运动方面，要坚持体育锻炼，增强体质。常对涌泉穴、太溪穴进行按摩，能有效防治白发。肾的好坏影响头发的好坏，养护好了肾，头发自然就会好了。

这里介绍一种简单又益处多多的晨操，既补肾又预防驼背，每天都可以练习。动作要点是：

两脚分开垂直站立，与肩同宽，手臂搭在椅背上，腋窝伸展，双臂与背部形成一条直线，将臂膀用力向下压，同时伴有呼气，而吸气时，将后背用力向上弓，稍停片刻，如此反复做 4 个八拍就可以锻炼肩部和背部，健肾，同时还可以远离肩周炎、预防驼背。

第五节　痔疮很尴尬，悄悄消灭它

得了痔疮，要想上医院去看病，是需要鼓起勇气的，因为生病的部位太尴尬了。每个来找我治痔疮的人，都是拖了很多年，病情加重了，才不得不上门求治。

事实上，这个病的发病率非常高，所以有"十人九痔"之说。痔疮的发病率这么高，既有生理的原因，也有生活方式的原因。

从生理学上讲，痔疮高发与人类肛门的解剖结构有关。直肠上静脉以及它的分支无静脉瓣，静脉血液从下向上穿过直肠肌层向心脏回流时，由于人类直立姿势，从而使地球吸引力能够对回流的血液形成向下的力，容易在人体肛门直肠部位发生血液淤积，久而久之，肛门直肠部位静脉血管曲张、迂曲、增生，形成痔疮。此外，根据国内外文献，对爬行动物的解剖及观察，还未发现患有痔疮病症。对此说也提供了一个有力佐证。

从生活方式上讲，一方面，有些人的工作方式需要久坐，还有一些人在蹲厕所时爱翻看手机、看书、抽烟，蹲厕时间过久，都容易诱发痔疮；另一方面，还有些人喜食辛辣刺激之品，都也容易诱发痔疮。再者，产妇顺产时用力，导致肛门凸出，也易诱发痔疮。

如果被痔疮困扰，又实在没有勇气上医院的话，有几个穴位可以缓解。

手三里　在手上找一个穴位叫手三里，位于前臂、手肘弯曲处向前

3 指的地方。手三里是手阳明大肠经的郄穴，可以进行一些点按或刮痧，对痔疮的缓解非常有效。

二白　在前臂掌侧，腕横纹上 4 寸，桡侧腕屈肌腱的两侧，一侧各 1 穴；一臂两穴，左右两臂共 4 穴；元代医书《扁鹊神应针灸玉龙经》中说："痔漏之疾亦可针，里急后重最难禁；或痒或痛或下血，二白穴从掌后寻。二白在掌后横纹上四寸，两穴对并，一穴在筋中间，一穴在大筋外。"明确指出了二白穴在治疗痔疮方面的功效。

同时很多患有痔疮的人，在嘴上的龈交穴上有一个肉坠子，可以在医生的帮助下用剪刀把它剪掉，治疗痔疮的效果也不错。需要特别提醒的是，此法需要在医生的指导下进行。

得了痔疮，还是建议上医院进行治疗。如果需要保守治疗，可以使用上面的方法。如果是脱出了，需要手术时也不应讳疾忌医。

第六节　防脱发，试试中药"生发洗液"

在我接诊的脱发患者中，往往都有一个共同的感觉：不敢洗头。患者大都会说，一洗头，看着脸盆里密密麻麻的头发，心里就有种说不出的难受，真担心头发会掉光，成了秃顶。

从现代医学上讲，脱发与头皮油脂分泌过多有关。病人出现脂溢性脱发的时候，会有头皮痒、头屑多、油脂溢出头皮等感觉。当油脂过多的时候，就会堵塞毛囊。其实我们的头发跟树、草等植物是一样的。当油脂过多的时候，头皮根部的毛囊被堵塞，造成无法"呼吸"，就像树根被裹住，无法与外界进行气体交换一样，时间久了，营养全失，头发"死"掉了，自然就会脱落了。

从根本上讲，脱发大多与体内湿热过盛有关。湿邪过盛，容易导致皮肤油溢、黏腻不爽；热性上炎，蕴集头皮。这时候就会在头皮上出现症状，表现为脱发、头痒、头脑不清等症状。

给大家推荐一道中药外洗方。桑叶30克，侧柏叶15克，苦参15克，苦丁茶10克，茯苓60克，泽泻30克，鲜柳树枝30克，将以上药物备齐加入常温水2500毫升，浸泡半小时，然后用大火煮开，开锅以后小火煮半小时，把药液过滤出来倒入盆中。先将头发用清水清洗干净，然后用药液洗头，浸泡头皮5～10分钟，用干毛巾擦干即可。每日早晚各使用一次。每剂药可用一天。连续使用半个月为一疗程。

上面这个方子有防脱固发、去屑止痒、健脾燥湿、清热解毒的功效，一般用上一个疗程，即可感觉头皮清爽、脱发减少直至消失。

如果有的人脱发比较重的话，可以再配上内服方药，取陈皮9克，茯苓15克，薏苡仁30克，熟普洱茶6克，生山楂10克，淡竹叶6克，将以上药物备齐放入养生壶中煮沸代茶频饮，或者放入保温杯中，用开水反复冲泡代茶频饮，每日一剂，一个月为一疗程。上面这个方子里，陈皮健脾理气，中医讲气行则血行，所以先用上陈皮，让身体里的气血运行起来；茯苓健脾益气，利水安神，渗湿益燥；熟普洱降火祛腻、利水通便；生山楂消食导滞；淡竹叶利尿祛火、宁心安神。整个方子健脾益气、利湿降脂、祛油防脱。

有个朋友，四十多岁，事业非常成功，因为脱发找我看病，平时也非常忙，我把上面的内服、外用方告诉他。他用了有两个月，后来找我复诊，说自己不仅脱发止住了，头发增多了，而且血脂也下降了，身体的油腻感也没了。

不知道大家留意过没，跟朋友见面，或者聚餐的时候，如果遇到某个人脱发比较重，大家都会调侃几句，虽然是无意的，但是终归会伤到人。而且脱发确实很影响形象，所以要早治为妙。

第七节　干眼症越来越多，金盏明目茶能克

门诊上干眼症的病人越来越多了，原因很简单，在电脑前办公、玩手机的人越来越多了。我刚毕业的时候，工作也不忙，记得那时候，触摸屏的手机刚刚兴起，我买了一个触屏手机。在玩的过程中我迷上了一款网络游戏。经常是一下班就躺在家里的沙发上玩，眼睛盯着小屏幕能盯四五个小时。就这样，没玩十几天，我的眼睛就出问题了，眼球发胀，发干发涩，视物模糊，易流泪，怕风畏光等等。我心里说，这样不行，时间长了眼睛要出大问题。

于是我果断地卸载了游戏，第二天，到医院药房里抓了点菊花、决明子泡水代茶喝，两天就好了。

十几年来，我接诊的干眼症病人越来越多，经验方也在不断地调整，现在形成了一个比较有效、成熟的经验方。方子包括金盏菊3克，枸杞6克，炒决明子2克，桑叶3克，石斛5克，我将其命名为"金盏明目茶"，用法也非常简单，将以上药物放入杯中，倒入开水，盖上杯盖焖5分钟，代茶频饮即可。

这个方子里，金盏菊疏风明目，养肝清热；枸杞益精明目，滋补肝肾；决明子，顾名思义，可以让人眼睛明亮的一种种子类中药，它也叫"还瞳子"，有清肝火、祛风湿、益肾明目的功效；桑叶疏散风热，清肝明目；石斛益胃生津，滋阴清热。中医讲，肝开窍于目，肝藏血，久视伤血。这个方子可以养肝明目，滋阴清热，治疗干眼症，如视物模糊、眼睛干涩等效果极佳。

在门诊上遇到干眼症的人，我都会推荐上面的茶疗方，患者普遍反

映见效快。但最重要的还是要提醒大家，要注意养成良好的生活方式。戒除网瘾，尽可能抽出时间参与室外有氧运动。现在手机越来越智能，但是它屏幕小、亮度高，长时间盯着小屏幕非常伤眼睛，还是要纠正这个习惯为好。

第八节　治疗咽炎有个特效小妙方

得了咽炎是非常痛苦的，我见过很多咽炎病人，诉说的症状也五花八门。有的说自己嗓子里有异物感，咳不出，咽不下；有的说自己咽喉部发胀，有堵塞感；还有的说嗓子里好像有黏痰一样，不清亮，不舒服等。

王先生是我的一个咽炎病人，他说，自己的嗓子里经常感觉很痒，还容易恶心作呕，到医院一检查，被确诊为咽炎。找到第一个大夫，建议他用喉镜观察，他听了连忙拒绝，坦言自己对吞咽异物很敏感。第二个大夫，开了一堆抗生素，以及治疗咽炎的西药，可是吃了一段时间感觉没有效果，而且药太难吃了，那种苦甜味闻到就想呕。

我告诉他，有些咽炎属于无菌性咽炎和过敏性咽炎，不宜滥用抗生素或寒凉之药，一定要弄清自己为什么会得咽炎。一般而言，发病的根本原因在于身体的抵抗力下降。咽炎常因受凉、过度疲劳、烟酒过度等致全身及局部抵抗力下降，病原微生物乘虚而入而引发。所以治疗咽炎必须"双管齐下"。一方面，需要药物积极治疗；另一方面，还要加强锻炼。

我给他推荐了一个咽炎特效小妙方：金银花6克，桔梗9克，甘草6克，陈皮10克，青果10克。将以上药物加两小碗水，大火烧开后换成小火再煎20分钟。等药汁剩下约一碗的时候倒出来，再用同样的方法煎出一碗。将两碗药汁混在一起，早晚服用。然后叮嘱他戒除不良生活方式，多锻炼。他照做了一个月，咽炎就好了，嗓子里再也没有其他的不适感了。

以前读过一个故事，说有个年轻人非常懒，他的妈妈要出远门，担心他饿着，就想尽一切办法，最后想出了一招，烙几个环形的大圆饼，套在这个青年的脖子上，这样他饿了，低头就可以吃饼了。可是妈妈过几天回来后，发现他还是饿死了，因为他太懒了，吃完前面的饼，连转都懒得转。

其实，治病既需要医生的药物、手术等专业技能，也需要病人的配合，心往一处想，劲往一处使，才能把病医好。

第九节　雾霾天，推荐一道清肺汤

现在，很多城市一到冬天，就会被厚厚的雾霾笼罩。雾霾中含有多种对身体有害的物质，它的危害是非常大的。它会诱发支气管哮喘、慢性阻塞性肺疾病、慢性支气管炎等呼吸系统疾病，会诱发冠心病、高血压、脑出血等心脑血管疾病，会诱发老年痴呆、不育等其他疾病，还会增加患癌症的风险。

所以，雾霾天气要减少户外活动，关闭门窗，外出时可佩戴专业的防PM2.5口罩。雾霾天气要多饮水，牢记水是生命之源，也是最好的药，多喝水，促进身体的新陈代谢。可选择在非雾霾天气时进行锻炼，增强身体的抵抗力。

在雾霾天，我建议患者常喝茶。相传，在远古时期，人们吃野草，喝生水，食用树上的野果子，吃地上爬行的小虫子，所以常常生病、中毒或是受伤。部落里的族人、亲人经常因食物中毒而死亡。被后人誉为三皇之一的神农氏，看到这一切之后感到非常痛心，于是，就舍身为公，亲自尝百草，并记录这些植物的味道、作用、药性等等。在这期间，神农在尝百草的过程中也经常遇到一些有毒的植物。但是每次遇毒的时候，都会喝茶来解毒，所谓"神农尝百草，一日遇七十二毒，得茶而解之"。

在这里也给大家推荐一道清肺茶——银耳百合雪梨红枣茶。做法是：银耳两朵，泡发半小时；枸杞数粒，红枣数颗，葡萄干数粒，百合 5 ～ 8 片。把食材放到砂锅里，加清水，中火炖开。炖的过程中要经常翻动，免得粘锅。炖开后小火煮 20 分钟，关火。盖上盖子，再焖 5 ～ 10 分钟。这道美味的养生茶就做好了。

雾霾比较重的时候，我都会在诊室里放一个养生壶，依照上面的做法，泡上一壶饮用。有时候患者来了，也给他们分享，都说味道不错。

第十节　艾灸足浴，足跟痛消无踪

朋友的妈妈一早醒来突然出现了足跟痛，脚后跟不能沾地，一沾地就疼得钻心。引起足跟痛的原因非常多，但绝大多数是一种慢性的退行性病变。

有句古语叫"人老不以筋骨为能"，老了，身体各项功能开始退化，出现一些退行性病变很正常。我给朋友推荐了一个艾灸方。先将艾条点燃，然后以艾火依次熏灸阿是穴（也就是患病处、疼痛的部位）及涌泉穴、跟骨周围穴位。开始时艾条可离皮肤稍近些，皮肤感觉太烫时，可将艾条抬高；每次 20 分钟，每日 1 次，10 次为一个疗程，可连续施灸

1～3个疗程。

朋友的妈妈艾灸2次，第二天疼痛就减轻了，可以下床走路了。灸了两个疗程，足跟痛的症状完全消失。

上面的方法是悬空灸，您也可以试一试另一种灸法——隔姜灸。先取厚度为0.2厘米左右，长宽各为1.5厘米的姜片数片，在其中心部位用针穿刺小孔数个，放置于患足的太溪、申脉、仆参、昆仑、照海等穴上面；然后点燃姜片上的艾炷，若患者感觉灼热难以忍受，可将姜片提起，每穴灸2壮，每日1次或早晚各灸1次，一周为一个疗程，可连续灸1～3个疗程。

此外，还可以用足浴方法来治疗足跟痛，具体配方如下：伸筋草30克，透骨草30克，桑枝30克，海桐皮15克，路路通15克，威灵仙30克，桃仁15克，红花10克，怀牛膝30克。以上药物提前浸泡一小时，加入锅中煮沸后，小火半小时，滤出药液，倒入盆中，加入白醋100毫升，待温度适宜时泡脚半小时，每日一剂，15天为一个疗程。

第六章 余说家庭小妙招

第一节 急性腹泻，试试我的"泻立停"

我有次坐诊，一个中年男子一手扶着墙，一手拿着卫生纸，缓慢地往我这边走。我一看，赶紧上前扶他坐下，问他怎么回事，他说自己突然拉肚子，从昨天到现在已经拉了十几次了，现在浑身没劲儿，这是挣扎着来看病的。他还主动扬了扬手里的卫生纸，说："不好意思，大夫，我还得用这预防突然再拉肚子。"

我听了笑了笑，说："我给你扎扎针，你这急性腹泻马上就止住了。"

然后，我让他躺在治疗床上，在他腿上的梁丘、足三里两穴和腹部的中脘穴上扎针。扎针、行针、取针，整个治疗过程30分钟，他感觉自己那种肛门坠胀、随时可能失控的情况没有了，整个人也有力气了。我告诉他，晚上回去把这三个穴位每个揉300次。他来时扶着墙来，走时昂首挺胸。第二天他又来治疗，说，头天晚上和第二天早上只拉了两次。第三天复诊，自诉急性腹泻就痊愈了。

我给他选择的穴位分别是梁丘、足三里、中脘这三个穴位。为什么要选择它们呢？

梁丘穴 弯屈膝盖，在大腿前面，当髂前上棘与髌底外侧端的连线上，髌底上2寸处就是这个穴位。梁，横梁也；丘，山丘也。所以，梁丘穴的意思是它可以像一个水坝一样，快速约束胃经经水向下排泄。胃里的水湿不往下走了，腹泻当然就止住了。所以这个穴位对于治疗急性腹泻、急性腹痛效果特别好。

足三里 足三里是"足阳明胃经"的主要穴位之一，位于小腿外侧，犊鼻下3寸处。这里取足三里穴有两个作用，一是生发胃气，如果说梁丘穴是临时筑了一道坝的话，那足三里生发胃气就相当于不断将这道坝加高加固；二是燥化脾湿，急性腹泻就是湿热下注造成的，燥化脾湿可以从病根儿上帮助止泻。

中脘 中脘穴在胸骨下端和肚脐连线的中心处，是经外奇穴。中脘穴也叫三管穴，可以管手太阳小肠经、手少阳三焦经、足阳明胃经三经，所以治疗腹痛、腹泻效果非常好。

在家中如果遇到急性腹泻的话，每个穴位揉300～500次，每天两遍即可。

我行医多年了，每每遇到急性腹泻的病人，常用这三个穴位来止泻，比服药见效更快。

第二节　落枕最怕后溪穴

朋友一早起床突然得了落枕，打电话向我求救。他说，脖子不敢向右侧转动，一转就痛得呲牙咧嘴。我一看时间，才七点半，告诉他不用担心，用我的方法，可以缓解落枕，不耽误早晨上班。

我告诉他，轻轻握拳，在第5掌指关节后的远侧掌横纹头赤白肉际处，有一个穴位叫后溪穴，将这个穴位对准桌面碾压，左右手各150次。朋友在电话那头大嚷："别开玩笑了，上午还有重要的事要处理。"

我再强调了一下，说没开玩笑，这个穴位治疗落枕效果非常好。

朋友是个急性子，没挂电话，就开始"邦、邦、邦"地碾动起来。我把电话挂掉，开始去洗漱。过了约5分钟，朋友打电话过来，很兴奋地大声说："落枕好了！脖子能来回转动了！"

后溪穴，后就是后面、后背的意思；溪，就是气血流行的道路。后溪穴的意思是可以将清阳之气上行到督脉上，而落枕则是由于风寒湿邪入侵颈部造成的。督脉，督一身之阳气，是从后背正中上行到颈部，再到头顶百会穴处。刺激后溪穴，清阳之气沿督脉上行，阳气是风、寒、湿邪的克星，三邪祛除，落枕自然就好了。

中医有句话叫"经脉所过，主治所及"，意思是说，经脉经过哪个部位，它就能治疗哪个部位的疾病。治落枕，即是此理！

还有一点需要提醒，落枕表面上看与外邪犯体有关，但根本原因还在于缺乏运动、长期伏案，所以，将落枕治好以后，还应加强运动，增强身体正气。

第三节　捣捣小天心，安抚孩子受惊的心

家长们时常会发现，有的儿童胆子非常小，一只小狗跑过来会吓得哇哇大哭，大声说话会让孩子吓得猛一哆嗦。有位朋友家的孩子，一岁八个月了，晚上怎么哄都不睡觉，烦躁不安，这种情况持续了一星期，把朋友折腾得筋疲力尽，大人都困得上下眼皮打架，孩子还是在那里翻来翻去，好像跟床有仇似的。无奈之下，朋友只好打电话向我求助。

我告诉他，这事儿好办。在孩子手掌根部，大鱼际与小鱼际相接处，有一个穴位叫小天心穴，可以在孩子临睡前用大拇指揉上300次，也可以将中指弯曲，然后用指关节去捣小天心穴。小天心穴是小儿手掌上的一个独特穴位，具有宁心安神的作用。

当天晚上，朋友给孩子揉了揉小天心，孩子晚上睡得特别香，再也

没哭闹了。这类孩子大多是由于受到了惊吓。

中医讲，小儿"脏腑娇嫩，形气未充"，五脏六腑是比较娇弱的，不耐攻伐；四肢百骸、肌肤筋骨、精血津液以及五脏六腑的生理活动都不充实。而肾主恐，孩子受到惊吓时容易伤到肾经。捣小天心可以宁心安神，交通心肾，达到宁心、止恐的目的。

如果孩子不接受小儿推拿的话，有个验方也非常好用，这个方子叫"加味甘麦大枣汤"，方子包括甘草9克，大枣5枚，浮小麦60克，蝉蜕3克。将以上药物配齐，放入养生壶中，加入常温水浸泡半小时大火煮开以后，小火煮20分钟，倒入杯中。3岁以上的孩子，每天早晚喝上一小碗；1～3岁的孩子，每天晚上喝50毫升就可以了。

这个方子由中医经典名方"甘麦大枣汤"加上蝉蜕而成。甘麦大枣汤是医圣张仲景在《金匮要略》中记载的经典方，方中浮小麦为君药，养心阴，益心气，安心神，除烦热；甘草补益心气，和中缓急（肝），为臣药；大枣甘平质润，益气和中，润燥缓急，为佐药。整个方子有宁心安神的作用。我在此方的基础上又加了蝉蜕，因为蝉蜕本身治疗小儿夜惊的效果比较好，加上它可以强化镇惊的效果。

第四节　突发呛咳，后背膈俞穴可救命

朋友聚餐，有人给我讲了一个最近他特别郁闷的事。有一次，家里老人喂孩子吃饭，吃到一粒花生米，孩子当时呛到了气管，咳嗽不止，老人看孙子呛到了，赶紧给孩子拍背，但是没拍出来。过会儿，孩子不咳嗽了，老人以为孩子咽下去了，也没放在心上，过后就把这个事儿给忘了。又过了一星期，孩子咳嗽、发烧，到医院找大夫，大夫给孩子开了止咳、退烧的药，孩子的咳嗽停了，烧也退了。就这样，反复了三次，朋友才想起来到大医院去看看，结果一看，气管里有异物，经过局部麻醉才取了出来。

朋友说，没想到孩子呛咳的问题这么严重，前后花了两万多块钱了，孩子也受了不少罪。

病这玩意儿，发现了就要及时治疗，要不然就容易留下祸患。小病没有及时治疗，就会拖延成大患。

事实上，食物呛咳的时候，可以用下面的方法，只要不是特别严重的异物卡喉，都可以咳出来。

第一步：呛咳者取站立位，弯腰接近90°。如果是小儿，可让大人坐在椅子上，双膝并拢，小儿趴在大人双膝之上。

第二步：拍后背膈俞穴。将右手五指并拢，五指间呈空心状，然后轻轻拍打后背膈俞穴。膈俞穴很好找，位于背部第七胸椎棘突下，正中线旁开 1.5 寸处，因本穴内应横膈，故名膈俞，又因在第七胸椎棘突下，故又名七焦之间，刺激这个穴位可以起到利气、开胸膈的作用，可以帮助异物咳出。动作轻缓、快速拍上 300 次。如果异物已经咳出，让呛咳者坐起休息即可。

第三步：如果异物未排出，可加揉翳风穴。翳风穴在耳垂后耳根部，颞骨乳突与下颌骨下颌支后缘间凹陷处。翳，是羽扇的意思；风，即刮风之意。所以翳风穴意为，揉此穴就像用羽扇在扇风一样，帮助温热之气上行，所以它有温阳、益气的作用，也可以帮助异物咳出。另外，如果有的人出现突发性耳聋、视物不清等，也会用到这个穴位，就是这个道理。

我在门诊上遇到呛咳的患者，常常就是两穴四针下去，很快异物就被排出来了。

第五节　鱼刺卡喉找大杼

一天，诊室来了一个患者，他被鱼刺卡喉了。我当时给他针刺后背上的大杼穴，行完针以后，让他用力向外呵气，他一下子就把鱼刺给呵出来了。

事后，他跟我说："中午一个朋友请我吃黄河大鲤鱼，我以前都是吃海鱼，刺少，没想到鲤鱼刺这么多，还没夹一筷子，就被卡喉了。当时同桌有人拿了个软软的馒头给我，让我吃几块，说这样就能把鱼刺咽下去了。我试了试，没用。后来又让服务员拿了一瓶醋过来，我喝了有小半瓶，也不管用。这两个多小时，鱼刺就卡在喉咙里，痒得刺挠，无比难受。"

大杼穴位于脊柱区，第1胸椎棘突下，后正中线旁开1.5寸。针刺或者按摩这个穴位，可以宣发肺气，这时候再配合向外呵气，一般的鱼刺都可以给呵出来。

鱼刺卡喉时，吃软馒头、喝醋都是民间流传的方法。现代研究发现，这样做并没有什么效果。

如果卡得非常浅的话，可以拿个镊子、小手电，让被卡之人张开嘴，就可以取出来了。也可以试试上面按摩大杼穴的办法。如果效果不好，那说明卡喉比较深了，应及时到医院耳鼻喉科，请专业大夫处理。

第六节　中药香囊，保护孩子不被蚊虫叮咬

当父母的一到夏日前后，就会非常苦恼，蚊虫似乎特别喜欢叮小宝宝。记得有一次，一个朋友往我的微信上发了个照片，孩子脸上就被叮了五个大红疱，胳膊上还有三个。我回复他，看到照片了。他马上打电话给我，说奇怪了，夜里睡觉，自己和妻子都没被蚊子咬到，儿子脸上身上被叮得到处都是红疙瘩。

我说："那当然了，成年人的血液没有小孩子的血液新鲜嘛！另外，婴幼儿嘛，白白胖胖的，肌肤比较娇嫩，所以被叮咬后容易起红疱，而且比较明显。"朋友听了说，那可怎么办？

"不用慌！"我告诉他一个中药驱蚊的妙招——"余氏驱蚊包"，效果非常好。处方包括：砂仁 10 克，山柰 10 克，苍术 10 克，艾叶 10 克，藿香 10 克，佩兰 10 克，丁香 10 克，肉桂 10 克，小茴香 10 克，石菖蒲 10 克，紫苏 10 克，薄荷 6 克。

这个方子里面，有很多中药都有独特的香味，也是民间制作香囊的传统材料。

中医有"闻香治病"一说，中药香囊也是一种外治之法。《神农本草经》云："香者，气之正，正气盛则除邪辟秽也。"事实上，闻香治病之法在古代很常见。《红楼梦》第九十七回中说："知宝玉旧病复发，也不讲明，只得满屋里点起安息香来，定住他的神魂，扶他睡下。"这里就是用到了安息香来宁心安神。另外，每年五月初五的端午节，在农村家家户户的房门上都会插上新鲜的艾草，也是用艾草散发香气来驱蚊。

上面这个驱蚊香囊中，整个方子芳香化湿，驱蚊防虫。制法也不麻

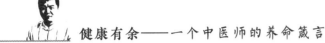

烦，将以上药物配齐，用中药粉碎机打成粗粉。根据香囊大小，把药粉装入香囊的内胆中，挂在房间或者小孩的床头就可以了。

我把这个小验方发给朋友，朋友当天就让他妻子做了个香囊，挂在孩子脖子上。一星期后，朋友发微信过来，说真是神奇啊，孩子再也没被蚊虫叮过。

第七节 攒竹穴按几秒，打嗝尴尬立刻停

朋友聚餐时，有人吃了一口虎皮辣椒，说了声："好辣，没想到这么辣！"话刚说完，他就开始打嗝了，声音特别响，一桌的朋友都笑了起来，他也非常不好意思，但是接下来连打了几个嗝，就有点难堪了。说实在话，大家的食欲也受到了影响。

我用自己的大拇指、食指压在眉头处，笑着跟他比划说："这个地方，按压5秒钟，放开后停3秒，再按5秒钟，连按三五次。"

朋友知道我是医生，马上照我说的去做。一桌子人也都安静下来了，一齐看着这个朋友。我这时有点紧张了，要是效果不好，就太难堪了。过了大约半分钟，朋友的打嗝就停止了。他连说："真管用！"

打嗝，与胃气上逆有关。最常见的是"打饱嗝"，吃得太多的时候容易打嗝，这主要是因为胃有积食，导致胃气不降、上逆咽喉所致。还有的人是因为突然吃到辛辣刺激的食物，胃腑自身的一个保护性反应，要把辛辣之气排出体外。还有些人是受到冷空气刺激，也会打嗝。

左右眉头处的两个穴位是攒竹穴，这个穴位本来有明目的作用，但是近来临床发现，它还有治疗打嗝的奇效。

还有个办法也非常不错，那就是对着信封吹气。打嗝的时候，找一

个信封，深吸一口气，对着信封大口吹，吹几下打嗝就止住了。

需要特别提醒一下，除了偶尔打嗝外，如果有人出现反复打嗝，即医学上所讲的顽固性呃逆时，应高度重视。反流性食管炎、胸膜炎、恶性肿瘤等都会表现为反复打嗝，应及时上医院排查治疗。

第八节 突发中暑的中药救命方

暑假，朋友要带孩子去南方历练。他的理由是，现在的孩子太脆弱了，生在福窝里，没吃过一点苦，要带他去爬山、流汗。行前，朋友问我，万一孩子中暑了怎么办？

我非常赞同他的说法，小孩子如同春天的嫩苗，不经历风吹日晒，怎么长成参天大树？但是，出行安全才是第一位的。于是，我详细给他讲了中暑的表现及防治措施。

根据《职业性中暑诊断标准》，中暑可分为先兆中暑、轻症中暑、重症中暑三种类型。

先兆中暑 在高温环境下，出现头痛、头晕、口渴、多汗、四肢无力发酸、注意力不集中、动作不协调等，体温正常或略有升高。

轻症中暑 除上述症状外，体温往往在38℃以上，伴有面色潮红、大量出汗、皮肤灼热，或出现四肢湿冷、面色苍白、血压下降、脉搏增快等表现。

重症中暑 包括热痉挛、热衰竭和热射病。

在高温天气，带孩子外出的时候，如果孩子说自己没劲儿、头晕、不想动、动作不协调时，要高度怀疑孩子中暑的可能，这些症状是比较轻的，孩子问题也不大，家长们不用担心，可以尽快把孩子移到通风、阴凉、干燥的地方，比如树荫下、空调屋里等等。同时让孩子仰卧休息，解开孩子的衣扣，如果孩子的衣服已经出汗湿透了，可以给他换件干的、宽松的衣服。要注意，不要为了快速散热，用空调或风扇正对孩子直吹。如果孩子出汗比较多，可以每隔 15 分钟左右给孩子补充一些水分，温开水、淡盐水、绿豆水都可以，不宜用冷饮。

有一种穴位外敷方法效果非常好，那就是用藿香正气水、清凉油或风油精，涂抹太阳、风池、内关三穴。

太阳穴在耳郭前面，前额两侧，外眼角延长线的上方。用风油精等涂太阳穴可清热、醒脑、开窍。风池穴位于后颈部，后头骨下，两条大筋外缘陷窝中，相当于耳垂平齐，风油精等外涂可清热、祛暑、解表。内关穴在前臂掌侧，腕横纹上 2 寸处，它是心包经上的一个重要穴位，风油精等外涂此穴可清心泻热、宁心安神。三穴共用，可帮助快速祛除暑邪。

如果孩子大量出汗、四肢湿冷、面色苍白等，应及时上医院进行治疗。

在这里还要特别提醒家长，很多家长觉得孩子中暑的发生率比较低，其实不然。现在的孩子夏天在空调室里待的时间比较久，或者孩子在外面玩得比较疯，忘了时间，就容易中暑。尤其是暑假，父母无暇看护，容易造成中暑甚至危及孩子的生命。上面的方法，同样适用于成年人。

第九节　风油精妙用，从此告别晕车

去年春天，朋友给我打电话，说想带着父母到青海、宁夏、内蒙古自驾游，可是父母不愿意。尤其是母亲，说自己晕车特别厉害，坐上个把小时就晕得受不了，得下车吐一会儿。这要是坐几天车，肠子估计都要吐出来了。朋友问我有没有办法可以预防晕车。

我说这个简单，用风油精就可以，方法也易于操作，在上车前10分钟，把风油精涂在太阳、内关、神阙三个穴位上。上车以后掐按内关穴，两手交替操作，每次掐按5分钟。我还把三个穴位的详细位置给朋友说了一遍，朋友连连称谢。10天后，朋友拿着土特产来感谢我，说父母一路上真的没晕过车，这个妙招太管用了。

风油精的主要成分是薄荷脑，它气味辛凉，而且能散发出特殊的香气。生活中，如果身体上出现了蚊虫叮咬的红疙瘩，或者头晕头痛等，常常会用到它。事实上，它的作用不止于此。

太阳穴　太阳穴很好找，就在眉梢与目外眦之间，向后约一横指的凹陷处。刺激这个穴位可以解除疲劳、振奋精神、止痛醒脑，并且能继续保持注意力的集中。我这里用风油精代替双手按摩，一方面风油精可以起到长久的刺激，另一方面它的辛凉之味可以使大脑保持清醒，再则风油精散发的气味挥发出来，透过鼻窍进入人体，也可以宣通肺窍，保持人体气机通畅。

内关穴　内关穴在腕横纹上2寸、两筋间的凹陷处。内关穴是心包经的一个重要穴位，心包的作用是包围着、保护着心脏。而中医讲，心主神明、心为五脏六腑之大主，人体出现的神经性的、精神性的问题，都与心脏有关。而晕车从现代医学角度讲是精神紧张导致躯体出现头晕、恶心、呕吐等症状，从中医学角度讲与情志失和、气机阻滞有关。所以这里要选择内关穴。

神阙穴　神阙穴很好找，就在肚脐处。神，神气的意思；阙，门户、牌楼的意思。所以神阙穴的意思是可以让人神气十足的门户。《厘正按摩要术》："脐通五脏，真气往来之门也，故曰神阙。"神阙穴与人的生命活动密切相关，刺激这个穴位可使人体真气充盈、精神饱满、体力充沛、腰肌强壮、面色红润。

我没晕过车，但曾经参加过眩晕诱发检查，晕起来真是天旋地转，一辈子也不想再试了，非常痛苦。如果您有晕车的问题的话，外出游玩不妨带上一瓶风油精。一方面防止晕车，另一方面还可以防止蚊虫叮咬，一举两得！

第十节　酸枣仁元胡打粉，突然失眠不再有

有时候我们会发现，自己在某天晚上突然失眠了，也不知道怎么回事，翻来覆去总是睡不着。我接诊过各种各样的失眠患者。有个患者最近几天失眠，说自己数羊都数到好几千了，越数心里越烦躁，就更别提睡觉了。有位失眠患者说，自己以前睡不着觉的时候，翻两页书，一会儿就困了，就想睡觉，可是后来就不管用了。

世界卫生组织有项调查发现，约有 27% 的人存在不同程度的睡眠问题。也就是说，每四个人中，就有一个睡不好觉。但是，睡眠对人体的作用特别重要，睡眠是人体的一种主动过程，可以恢复精神和解除疲劳。充足的睡眠、均衡的饮食和适当的运动，是国际社会公认的三项健康标准。由于失眠的问题极其严重，每年的 3 月 21 日被确定为世界睡眠日，以唤醒大家对失眠的重视。

得了失眠，有个小验方和安眠药一样管用，而且没有安眠药的依赖性和副作用，那就是用炒酸枣仁、元胡各 10 克打粉冲水，临睡前半小时服用。

在这个方子里，酸枣仁归肝、胆、心经，有补肝、宁心、敛汗、生津的作用。用于虚烦不眠，惊悸多梦，体虚多汗，津伤口渴等病症。《名医别录》中明确说，酸枣仁"主烦心不得眠"。元胡辛散、苦泄、温通，既入血分，又入气分，既能行血中之气，又能行气中之血，所以推动气畅血行。人体气血运行顺畅，心神安宁，阴阳合和，自然就会快速入睡了。

最近有个朋友抱怨自己总是睡不着觉。我问他原因，他说，孩子上

小学一年级，每天写作业不专心，特别马虎，每天晚上辅导他写作业我就从头气到尾，躺在床上睡不着觉。后来没办法，辅导孩子写完作业以后，我自己得喝上二两才能睡着，可这总不是事儿啊。

我说，是的，每天饮酒对肝脏的损伤是非常大的。这样，辅导孩子写完作业，你喝道药茶吧。就把上面的方子推荐给了朋友。朋友后来说能睡着了。我告诉他，辅导孩子心态要平和，孩子正是因为不会才需要辅导，会了还用父母做什么？朋友连连称是。

牢记一句话：睡眠是最好的补药，要高度重视睡眠问题！

第十一节　牙疼突发，偏历穴快速止痛

俗话说，牙疼不是病，疼起来真要命。有个朋友下午正上班，突发牙痛，打电话给我。我说："你上班的地方很繁华，写字楼下面有很多牙科诊所，去看一看。"他在电话里边呻吟边说："不行，你告诉我个方法先把牙疼止住，我找到牙科诊所，再挂号什么的，至少得半小时，我非被疼晕不可。"

我一听，看来真是疼得难忍，于是赶紧对他说："我给你推荐个穴位，在你前臂腕背侧远端横纹上3寸处，有一个穴位叫偏历穴，你用你的大拇指压上3分钟，左右胳膊交替进行。"说完以后，怕他找不着，我还赶紧让医院的大夫帮忙，拍了几秒钟的超短视频，教他如何快速找到偏历穴。

约10分钟过去，朋友告诉我，牙不疼了。

偏历穴是手阳明大肠经上的一个重要穴位，手阳明大肠经起于食指桡侧，沿手臂外侧向上走，其中一个分支从锁骨上窝上行，经颈部至面颊，入下齿中，回出夹口两旁，左右交叉于人中，至对侧鼻翼旁。中医讲"经脉所过，主治所及"，牙疼时按压偏历穴，可以疏痛手阳明大肠经。"不通则痛，痛则不通"，经络通畅了，牙疼自然就缓解了。

第十二节　人中穴巧治手脚抽筋

我跟朋友去游泳，彼此离得比较远。正游着，朋友突然大叫："抽筋了，抽筋了！"泳池里的工作人员反应异常迅速，抓了个游泳圈扔到他身边。朋友抓着了游泳圈，泳池里的工作人员也已经游到他身边，把他救上岸来了。

朋友上岸后，连呼"好险"！

手脚抽筋，主要是肌肉自发性地强直收缩，很常见，与寒冷刺激、疲劳等有关。

人中穴位于人体人中沟的上三分之一与下三分之二交界处。人中穴大家并不陌生，咱们在看电视剧时，当一个人突发昏厥时，身边的人都会给他掐人中，一般情况下，被救的人都会慢慢转醒、缓过神来。所以，人中穴是一个重要的急救穴位。

但是，大家可能不知道，人中穴在治疗手脚抽筋方面的效果也非常好。如果出现抽筋的话，只要你立即用食指托着下巴，同时用大拇指掐住嘴唇上的人中穴，持续用力掐20～30秒钟后，抽筋的肌肉即可松弛，痛疼也随之消除。有研究发现，用此法对付手指或脚抽筋，有效率可达95%以上。

有句很形象的比喻，说人体自有大药，每一个穴位都是一个药库。这话真是一点没错。而且，每个穴位的治病范围在临床中也不断被发现。

第七章　余说办公室一族

第一节　低头族的颈椎病

最近几年微信非常火，经常在朋友圈看到一些文章，例如某地惊现"僵尸一族"等，点击链接打开一看才知道，原来是拍的图片。图片上显示，一车子的人都在低头看手机。看得久了，脖子僵硬，就好像僵化了一样。这种"标题党"的文章当然让人讨厌，但是，每天确确实实有无数的人盯着手机屏、电脑屏，最后出现了脖子酸疼、头晕脑胀、转动不灵活等颈椎病症状。

我有一阵子也非常喜欢看手机、刷抖音，但是有一次我参加一个学术班，其中一位专家讲到，有统计表明，平均一个人每周花在刷手机上的时间约为 23 个小时。当时我听了感觉振聋发聩。一星期总共才 168 个小时，除去每天 8 小时的睡眠，仅剩下 112 个小时；再减去每日三餐的时间，还剩下 91 个小时；再减去交通、上厕所消耗的时间，剩下约 70 小时。一星期当中，有意义的时间也就是这 70 个小时，居然有 1/3 的时间浪费在刷手机上，太可怕了。

于是，我不再刷手机了，每天坐诊看病之外，把精力放在研读医古文、琢磨传统方剂上，诊疗水平有了明显的提升，我也感觉自己充实了很多。

如果您经常刷手机的话，希望纠正这个不好的习惯。如果您因为工作的原因，每天需要久盯屏幕的话，不妨用以下的两种方法之一进行锻炼，可以预防颈椎病的产生。

方法一：小龟探头　具体的锻炼方法是，正坐在椅子上，双手扶着椅子扶手。将下巴向前伸，再向后缩，像一只小乌龟在探头缩头一样，如此反复 15 次。做这个动作的时候不要太快，速度要慢，让颈椎得到充分的拉伸、放松。这种锻炼法做完以后会感觉颈部非常放松、舒服。《增广贤文》中说：忍得一时之气，免得百日之忧。近来学得乌龟法，得缩头时且缩头。

方法二：双手托天理三焦 自然站立，两脚分开，与肩同宽，含胸收腹，腰脊放松。正头平视，口齿轻闭，宁神调息，气沉丹田。双手自体侧缓缓举至头顶，转掌心向上，用力向上托举，足跟亦随双手的托举而起落。托举六次后，双手转掌心朝下，沿体前缓缓按至小腹，还原。这个方法在缓慢抬头、低头活动中活动了颈部，还可以通达上中下三焦，是一个非常有效的锻炼法。

我有一次接受电视台采访，一个编辑就跟我说，他的脖子僵硬得厉害，我把小龟探头的方法示范给他看，当时把他逗着哈哈大笑。回去之后，他也经常这样做，脖子变得轻松了。

第二节　久视族的视物模糊

有个朋友是做室内设计的，经常为了赶出来一个方案，熬夜加班。一次，他来找我，说自己最近看东西的时候眼睛很模糊，需要眯起眼睛才能看见，而且还不能看时间太长，看上几分钟眼睛就干涩得受不了，现在工作都没法做了。

中医讲，肝开窍于目，肝藏血，目得血而能视。所以，视物模糊与肝血不足有很大关系。另外，《黄帝内经》中说，"人卧则血归于肝"，只有在卧床的时候，血才会回流入肝脏，从而达到滋养、修复肝脏功能的目的。经常熬夜的人，该睡不睡，当然会伤及肝脏。

我给他讲了三种方法。

第一种：双手搓热捂眼睛。方法很简单，两手手掌相对，上下快速擦，将手掌搓热，然后左掌心捂在左眼上，右掌心捂在右眼上。朋友当时试了试，感觉非常舒服。我说，每天早晚各30次。

第二种：每天晚上临睡前，烧上半壶开水，在洗脸盆中加入冷水，倒入开水，调至40～43℃之间，将毛巾放入水中，捞出拧干，叠成长条状。热敷双眼，反复10次。

第三种：到药店买决明子200克。很多药店都有打粉的机器，叮嘱店员将决明子打成粉，用布包好。每天晚上临睡前放在微波炉中加热，热敷双眼。如果药包较热，可以在外面包一层毛巾，避免烫伤。

朋友交替使用第一种、第二种方法，第二天一早醒来，视物模糊的问题就解决了。

我提醒他，视物模糊只是表现出来的症状，它是在提醒你肝血亏虚了，一定要注意按时休息，这样才能养好肝，从根本上解决视物模糊的问题。

第三节　久坐族的腰腿疼

现如今，随着脑力劳动的人越来越多，久坐族也日渐庞大。很多人会感觉到，坐太久了，身体乏力，小腿像灌了铅一样没劲儿，腰疼、腿疼，人会变得肥胖，尤其是腰、大腿和屁股更明显。

对于女性来讲，长时间久坐，连接足部与头、胸部的三条阴经和三条阳经运行受阻，会引起毒素瘀集在腰部。这时候可以试试敲带脉。带脉和任脉、督脉一样，是奇经八脉之一。带，就是束带的意思，在侧腹部，章门下 1.8 寸，第十一肋游离端下方垂线与脐水平线的交点上。通俗地讲，它就像一条腰带一样绕身一周，所以叫带脉。有些女性肥胖，肚子上的"游泳圈"特别明显，带脉就是位于这个"游泳圈"的位置。所以，久坐的女性如果出现游泳圈、大屁股、大腿粗，这时候不妨多敲一敲带脉。方法很简单，将自己的手握成空心拳状，大拇指压在食指、中指上，沿着带脉敲击即可。一个女患者，腰粗、大腿粗，坚持敲击带脉半个月，便秘得到缓解，人也瘦了 4 斤。她自己感觉现在是浑身轻松，活力十足。

男性久坐的话，可以试试勾脚趾的办法。双腿伸直并在一起，脚尖回勾，双手抓着脚趾，身体慢慢向下压，至少要做 15 ～ 30 分钟。即使一时够不到，也不要着急，更不要用蛮力，关键在于过程，只要大腿后侧的大筋有拉伸的感觉就可以了，否则容易拉伤韧带。

我在门诊上给人看病，不一定每位病人都要进行针刺、艾灸或者药物治疗。有一次，一个中年男士来找我看病，说自己每天上班要坐很久，现在腰及左侧腿部疼得厉害，左腿不敢向上抬高，每天早晨左腿抬不起来，需要坐在床边上，扳着左脚，才能把左腿放在裤管里。我听了，腾出一张治疗床，让他坐在上面，用上述办法锻炼，他做了约 20 分钟。我说可以了，下来吧。他一翻身就下床了，惊喜地说，咦，腿不疼了。我叮嘱他，回家坚持锻炼一星期，病就会完全好。他千恩万谢地走了。

人体自有大药，锻炼其实也是治病的一种方式，大家千万别忽略它的作用。活动活动，要想活得健康，就得多运动！

第四节　熬夜族的猝死风险

不久前，跟家里父母打电话，父亲说到一件事。邻村一个年轻人熬夜打游戏，半夜游戏结束后，刚从电脑前站起来，就一头栽倒在地板上，妻子赶紧打120，但是急救车到的时候人已经死了。这个年轻人是家里唯一的孩子，刚出生的女儿才一岁多。

作为一名医生，像这样的病例我见得多了。

某些青年人总感觉自己身体没问题，所以喜欢熬夜，尤其是现在电脑、平板、智能手机的普及，很多人都是刷屏到大半夜才睡觉。

事实上，熬夜族不仅仅会出现黑眼圈、亚健康等问题，还有可能诱发猝死。从中医上讲，"人卧则血归于肝"。睡眠时，人体对血液的需求是最少的，也是肝藏血、养血的最佳时机。反过来讲，如果长时间熬夜不睡觉，体内血液亏虚，人当然会有猝死的风险。另外，很多人熬夜到半夜零点左右，从中医上讲，子时为阴阳之大会，是一天中阴气最盛、阳气最弱的时候，如果这时候还不睡觉，而是去玩游戏、刷屏去耗费阳气，自然就会失阳而病，甚至增加猝死的概率。所以，千万要少熬夜，养成准时睡觉的习惯。

但是，很多时候因为工作、应酬等原因，往往迫不得已，我在这里给大家推荐一道保肝续命的验方——栀子养肝茶，包括栀子3克，柠檬3克，女贞子2克，佛手3克，菊花3克，西洋参3克。

在这个方子里，栀子有清热、泻火、凉血的功效，治心烦不眠；柠檬生津健胃；女贞子可以滋补肝肾；佛手疏肝理气；菊花清肝明目；西洋参补气养阴，清热生津。这道药茶可以养肝清热，滋阴解郁。

这个方子对于经常熬夜引起的头晕脑胀、烦躁易怒、肝火亢盛等有较好的疗效，还可以有效改善脂肪肝、酒精肝。饮用此茶，可达到降脂、降糖、疏肝理气、保护肝脏的保健功能。

门诊上曾遇到过一个中年人，因为要完成一个项目，连着加班熬夜了近两个月，以致到半夜时还感觉烦躁不安、难以入眠。他遵医嘱在临睡前喝了栀子养肝茶，当天晚上就睡了个好觉。上班的时候也饮用这种茶，感觉整个人白天没那么大脾气了，精神状态好多了，整个人的状态很快就恢复到加班前了。后来，办公室里的同事都找他要这个小验方。

第五节　外卖族的老胃病

以前，胃病患者都是以老年人居多，现在越来越年轻化了。一方面，这与生活方式的改变有很大关系。由于工作原因，很多人极少在家吃饭，尤其是中午，多是外卖，或者到外面随便吃点。另一方面是饮食不规律。有句话叫"早餐吃得像皇帝，午餐吃得像平民，晚餐吃得像乞丐"，意思是说，早餐要为一天的工作、学习、生活提供营养，因此要种类多、营养均衡；午餐就要吃得少一些了，七八分饱即可；到了晚餐的时候，由于夜间人在睡眠的过程中需要消耗的营养物质非常少，因此晚餐应当少吃或者不吃。

但是很多人将这个饮食秘诀给整反了。早餐本该最为重视的，结果很多人不吃早餐，或者随便吃两片面包完事。午餐又多在外面，既要考虑饮食卫生，还要考虑地沟油、餐具上塑料等的危害。而到了晚上，本该少吃或不吃，结果却夜生活丰富，经常在晚上大聚会小聚会，吃火锅喝小酒。时间久了，胃肯定受不了，就容易出现胃病了。

我作为一名医生，虽然知道这样的饮食习惯不好，但是也避免不了，没办法，应酬就是这样。有一个夏天的晚上，几个朋友一起去吃饭。夏天嘛，天气炎热，喝冰镇啤酒最舒服了。

桌上，一位朋友死活不喝酒，声称他的肚子受不了冰啤酒，而其他人就一个劲儿地劝他，说什么"感情深，一口闷"之类的话。我一看，这样不太好，赶紧说："算了算了，喝酒嘛，高兴就好，能喝多少喝多少，不能喝也别勉强。"

大家不劝了，那位朋友给我一个感激的表情。聚餐过后，他得知我是医生，向我讲了他自己的苦恼。他说，自己以前非常能喝酒，但是这两年不知道怎么回事，只要一喝冰啤酒，或者晚上吃几根生黄瓜，喝一杯菊花茶，夜里准拉肚子，有时候肚子还会像刀绞一样疼。

这类表现多跟胃寒有关。中医讲"胃喜温恶寒"，胃喜欢热的食物，而不喜欢寒凉的食物。经常过食生冷、辛辣刺激之品容易伤及胃阳，导致胃寒，主要表现是胃疼，得温则减，喜热饮。这里，我给大家推荐陈皮生姜暖胃茶。

取党参10克，陈皮10克，香附10克，生姜6片，加入开水中焖上10分钟，代茶饮就可以了。方中党参补中益气、和胃生津；陈皮理气健脾、燥湿化痰；香附理气逐瘀，再配上生姜暖胃驱寒。整个方子可以健脾暖胃、温中散寒，对胃部冷痛、得温减轻、泛吐清水、食少纳呆的人有较好的效果。

有些办公室一族经常感觉肚子胀，吃不下饭，打饱嗝，反酸等，这时候可以常喝"消食茶"。取香橼、炒山楂、炒莱菔子各10克，同样用开水冲泡，盖上杯盖焖10分钟代茶饮即可。此方消食导滞、健脾和胃，适用于饮食积滞、消化不良者，可改善胃胀嗳气、纳差不适等症状。

如果有的人还有胃疼的毛病，可以做茴香蛋汤喝，可去胃寒止胃痛。用茴香鲜品30克，洗净切碎；鸡蛋3个打在碗里拌匀；接着把茴香放进碗里和蛋液一起搅拌均匀，然后在铁锅里放油，待油烧热后将茴香蛋液放入炒至半熟，加入清水 200 毫升，煮沸 5 分钟即成。舀出后待其稍凉，渣水共服。一般情况下，服用茴香蛋汤 30 分钟后，胃疼就会减轻大半，可隔 4 小时再服 1 次，胃痛痊愈。

中医讲，脾胃为后天之本。如果年纪轻轻脾胃就出了问题，人体气血生化不足，不仅容易诱发胃病，还会导致身体虚弱、免疫力下降，进而诱发其他疾病，所以一定要高度重视。

第六节　压力族的失眠健忘精力差

前些年流传一个网络词，叫"压力山大"，形容一个人压力很大。事实上确实如此，现在大家都在为了幸福的生活而拼搏，适当的压力可以转化为动力，让人更努力地前进，但是如果压力过大的话，就会诱发一些病症了。很多人因为压力过大，出现了失眠、健忘、精力差、身体虚弱、头晕、头痛等症状，也会导致焦虑等心理疾病。

头晕头痛、耳鸣、焦虑

有些人压力过大的时候，会表现出焦虑、头晕头痛、耳鸣等症状，这时候可以试试"鸣天鼓"。具体操作方法：两手掌心紧按两耳外耳道孔，拇指点按风池穴，中指放在玉枕穴上方一指处，食指压在中指上，然后顺势迅速滑下，弹叩玉枕穴，共 60 下；然后掌心紧按外耳道孔，手指紧按风池穴不动，保持 6 秒，再骤然抬离，这时耳中有放炮样声响，如此连续开闭放响 9 下；以上算作 1 回，每日可操作 3～5 回，以操作后感觉头部清亮为佳。鸣天鼓对风池穴、玉枕穴等穴位均有调节作用，有很好的疏散风邪、清利头目、改善耳周气血循环的作用，尤其适用于气郁体质头晕头痛、耳鸣、焦虑等症状较重者。

抑郁、烦闷、不开心、对事物不感兴趣

可以按摩百会穴和内关穴。

1. 百会穴

位置：百会穴很好找，在头顶正中线与两耳尖连线的交点处。

方法：可用手掌按摩头顶中央的百会穴，每次按顺时针方向和逆时针方向各按摩 50 圈，每日 2～3 次。

作用：经常按压百会穴，能让全身气血通畅。

2. 内关穴

位置：在前臂掌侧，当曲泽与大陵的连线上，腕横纹上 2 寸，掌长肌腱与桡侧腕屈肌腱之间。

方法：保健按压时，以右手拇指按压左手内关穴，食指托住外关穴（在与手臂内关穴相对的另一面），两指相互按压，一捏一松 50 下，换另一手再重复 50 下。

作用：经常按压，能够宁心安神，理气止痛，防治心动过速或过缓、心绞痛、心律不齐、高血压、哮喘、胸痛、胃脘痛等病。

另外，也可以对这两个穴位进行艾灸，每穴灸 10～15 分钟即可。《扁鹊心书》中明确指出："夫人之真元乃一身之主宰，真气壮则人强，真气弱则人病，真气脱则人亡，保命之法，艾灼第一。"中医几千年的实践经验也告诉我们，艾灸这种方法，具有增强、提高和复原人体自愈力的能力。在中医看来，人们的身体上隐藏了很多免疫大穴，只要经常按一按，便能达到延寿保健的目的。

失眠、心慌、胸闷

还有些人压力过大的时候会出现失眠、心慌、胸闷等症状。有个病人曾经找我看病，说自己压力大的时候经常感觉胸闷、喘不过气来，当时以为是心脏病，可是到医院去检查，也没发现什么问题。我当时笑着说："年轻人一般是不会有心脏病的，如果有的话多是先天性心脏病，出生的时候就会发现。步入中老年后，由于高血压、高血脂、高血糖等原因，容易诱发心脏疾病，所以不用担心。"出现心慌、胸闷等症状的时候，最需要的是心态平和，我给她推荐的是音乐疗法，最佳曲目为《紫竹调》。这首曲子中运用属于火的徵音和属于水的羽音，配合很独特，补水可以使心火不至于过旺，补火又可使水气不至于过凉，利于心脏的功能运转。

这首曲子的最佳聆听时间是 21 点至 23 点。也就是说，在临睡前将音乐打开，听一听，就可以宁心静气、安然入睡了。

第七节 憋尿族的尿路感染

这两年有句流行语叫"人到中年伤不起"，伤不起，真的伤不起。一个出租车司机因为尿路感染找我看病，说尿频、尿疼。还说，一年前来找我看过尿路感染。我当时有点好奇，不应该啊，如果找我看过尿路感染，当时就应该会治好的。

那位出租车司机说："余大夫，我当时真应该听您的，好好把病治一下。当时我在您这儿做了一次针灸，您还给我开了中药。我看完病，想着天还早，还能再拉几单生意，回来再拿药也不晚，就没拿药走了。没想到，回家不到三天，我就发高烧，睾丸肿得跟拳头那么大，没办法，只好去住院了。到医院，大夫说是尿路感染引起的睾丸炎。输液一星期，睾丸肿大还没有消下去。后来大夫仔细检查了一下，说是生殖器根部有脓包，又把我的生殖器根部切了三个口，把脓清了清。这样住了半个月的院，报销完自费花了将近两万块钱，病才治好。我后悔死了，两万块钱，跑出租我得攒三四个月。当时真应该在您这一下子看好病。"

我听了也很遗憾。人到中年，生活压力大，是没法子的事情。但是，有病还是要早治。我就问他："那你这次来是怎么回事？"

他说："尿路感染又犯了，这次要在你这好好看看。"

原来如此。尿路感染本身就容易反复发作，再加上他的职业因素，经常要憋尿，所以容易刺激尿道导致疾病再次发作。

我当时同样用的是"针灸＋中药"的治疗方法。针刺的穴位是太溪穴、蠡沟穴和水泉穴。

太溪穴　太溪穴是足少阴肾经的一个重要穴位，位置很好找，就在脚的内踝与跟腱之间的凹陷处。尿路感染从中医学角度来讲，与湿热下注有关，太溪穴可滋阴益肾、清利湿热。

蠡沟穴　蠡沟穴在足内踝尖上 5 寸，胫骨内侧面的中央。蠡，瓠瓢的意思；沟，即水沟。意思是按摩这个穴位可以让水沟通畅，水沟中漂浮的物质沿经脉流走。所以，此穴可以疏肝理气，清利水湿。

水泉穴　水泉穴与太溪穴是邻居，就在太溪穴下 1 寸处，水泉穴清热益肾、疏利下焦。下焦畅通，尿路的肿大、炎症就会缓解或消失，尿路感染得治。

针灸过后，他去上厕所，回来说感觉解小便没那么痛了，烧灼感也没那么强了。

我又给他开了中药，药方也非常简单，每天用车前草 10 克代茶饮。

5 天后，他的尿路感染症状消失了。

我叮嘱他，不要憋尿。尿液是身体新陈代谢后形成的废物，是毒素，要及时排掉。另外，可以经常用车前草泡水代茶饮，或者经常按摩这三个穴位，每个穴位 5 分钟即可，对预防和治疗轻症的尿路感染效果都非常好。

第八节　空调族的关节寒痹证

如今，大家经常吃反季节蔬菜。事实上，现在的"反季节病"也越来越多了，比如空调病。以前，只有冬天人们才会感受寒邪，进而出现关节疼痛、四肢不温、畏寒怕冷等。现在空调已经"飞入寻常百姓家"了，患上空调病的人也越来越多。

引起空调病的原因主要是寒邪犯体。寒邪，是六邪之一。它有三个特点。

寒邪易伤阳气　热属阳，寒属阴，所以寒邪为阴邪。寒邪过盛的时候，人就容易因为阳气不足而生病，所以中医讲"阴盛则阳病"。夏天整天呆在空调室内，寒邪就会慢慢侵犯人体。如果寒邪束表，就会出现恶寒、发热、无汗。如果寒邪侵犯脾胃、大小肠等，就会导致呕吐、腹泻、腹痛等。如果寒邪伤及肾脏，就会畏寒怕冷、四肢不温、小便清长等。

寒邪易致气血凝滞　冬天，河面结冰，草木凋零，人体也是如此。如果整天吹空调，导致寒邪侵犯人体，人体的气血就会凝滞。这时候就会表现为关节疼痛、腰膝酸痛等。

寒邪易致气机收敛　人到冬天的时候，会冻得蜷身子、缩脖子，这是因为寒邪有收引的特性，会导致人体的气机收敛，这时候经络筋脉收缩，就会出现关节疼、屈伸不利等。

门诊上，我见到因为空调病而表现出的不同症状可谓五花八门。有个女患者因为过度吹空调，夏天来找我看病时还穿着个羽绒马甲。还有个女患者，来医院找我看病，先跟前台打电话，让我把屋里的空调关了，她说，自己不敢吹一点空调，一吹就拉肚子。

曾有一位 30 岁的女士来找我看病，她说，自己以前在一家新媒体公司工作，经常加班到大半夜，还经常通宵睡在单位，那时候单位的空调真好，自己年轻，也不觉得有什么。但是从单位离职后，后遗症出来了。四肢冰凉，手不敢碰一点凉水，腰膝冷痛，还自然流产过两次。我在望诊时发现，这位女士身体虚胖，头顶有大片白头发，说话慢慢的。看舌苔时伸舌头也慢慢的，整个人活力明显不足。号脉时手真的冰凉，四肢不温的问题特别明显。我对她讲，吹空调过度，体内阳气不足，体寒、宫寒，胚胎在这样的子宫里怎么能生长呢？当然会流产了。她听了很有感触。

我给她开了一个药浴方：麻黄 10 克，桂枝 15 克，桑枝 30 克，透骨草 30 克，五加皮 15 克，伸筋草 30 克，海桐皮 15 克，路路通 15 克。用法也很简单，将以上药物用常温水 3000 毫升，浸泡半小时，大火煮开以后，小火再熬半小时，滤出药液倒入盆中，根据水温适当加入一定比例的水，水温适当就可以泡澡了。药浴 30 分钟即可。

上面这个方子里，我先是用到了麻黄和桂枝。麻黄的作用是善于开腠理、通毛窍，而且它还有发汗的作用。桂枝有发汗解肌、温通经脉、助阳化气的作用。这两味药是经典方剂"麻黄汤"的两味主药。我在这里用到它们，目的是温阳化气、开通毛窍、散寒排毒。后面的透骨草、五加皮、伸筋草、路路通等，大家根据中药的名字，大致就可以知道，它们有通利关节、祛风除湿、温阳补肾、养肝强筋、活血化瘀的作用。

如果空调病患者的身体像一座千疮百孔的城池的话，前面的两味药就好比是先锋军，可以把身体毛孔的阀门打开，后来的药就好比是运粮部队，将补给源源不断地向身体输送。这样，这座城池自然就固若金汤了。

那位女患者药浴约一周，回复我说感觉身体温暖了很多，没以前那样怕凉水了。我叮嘱她，夏天是该出汗的时候，可以适当增加运动量，多出出汗。三个月后，她整个人就变了个样子，身体瘦了，整个人精力充沛了，来找我看病时昂首挺胸，再也不是弯腰弓背的样子了。

俗话说，万物生长靠太阳。人亦如此，得阳则生，失阳则亡。切记之！

第九节　水果族要注意分寒热

近年来，水果外卖非常兴盛，尤其是很多女士，在上班期间会点份水果餐，增加口福的同时给身体补充营养。但是，需要特别注意的是，水果同中药一样，也有寒、热、温、凉、平五种属性。中药为什么能治病，因为它是有偏性的。比如，一个人受寒的时候用温热的药物，一个人内热大则用寒凉清热的药物，通过药物的偏性来纠正身体的偏性，达到治病的目的。水果亦是如此，吃对属性了，对身体是有益的；吃得不对，就有可能伤到身体，产生疾病。但是，水果不像中药那样偏性那么强烈、分明，我们在生活中，可以将水果简单分为凉性、平性、温性三种：

凉性水果：梨、杨桃、山竹、草莓、枇杷、火龙果、西瓜、甜瓜、柚子、芦柑、橙、香蕉、椰子肉等。

平性水果：柠檬、菠萝、葡萄、甘蔗、木瓜、橄榄、梅子等。

温性水果：大枣、荔枝、龙眼（桂圆）、桃子、樱桃、板栗、椰子汁、金橘、李子、乌梅、杏、苹果等。

如果您是寒性体质，平时有手脚冰凉、怕风怕冷、大便稀溏、舌苔白、喜热饮等症状，可以常吃温性水果。

如果您是热性体质，平时有身体消瘦、脸颊红、口干、舌干、身热、大便干或便秘等，可以常吃凉性水果。

近年来，随着全球化的到来，世界各地的水果也陆陆续续地出现在了我国的水果摊上。如从世界各地进口来的榴莲、车厘子、火龙果、鲜龙眼、鲜香蕉、菠萝、椰青、梨、苹果、鲜橙、葡萄等，最好不要多食，一次可以先少吃一点，感觉身体没有什么不适，可继续食用。我有一次接诊了一个女孩子，28岁，有口腔溃疡，说自己早晨有眼屎，大便干，问其原因，说头天晚上吃了一盘车厘子。这就是嘴上过瘾了，身体受不了了。

第十节　节后肥胖族的减肥经

古诗云：每逢佳节倍思亲！可是，对于很多人来讲却是"每逢佳节胖三斤"！节后肥胖，主要与过节期间暴饮暴食有关。

曾经有一位女患者过完春节给我发微信，说自己过年回家半个月，胖了有五斤，脸蛋从尖下巴变成了大圆脸，腰上的脂肪也多了。到单位每个人见到自己，都说"发福"了，搞得自己很郁闷。她问我有什么妙招没。我跟她说，可以试试两个办法。

按压阑门、漏谷穴　阑门穴是经外奇穴，但是很好找，就在肚脐正上方1.5寸处，可促进胃肠蠕动、升清降浊，改善消化功能、预防便秘。最好取仰卧位，按摩宜在饭后半小时进行。漏谷穴位于人体的小腿内侧，距内踝尖向上6寸，胫骨内侧缘后方。漏，漏落、漏下的意思；谷，五谷、细小之物也。由于此穴是足太阴脾经上的一个重要穴位，所以漏谷穴的意思是指脾经中的浊重物质在此沉降。脾胃中的浊重物质沉降下去了，肥胖自然减轻了，体重自然下降了。

青陈皮蜂蜜饮　将青皮和陈皮各15克，倒入沸水焖30分钟，晾温后加入蜂蜜饮用。陈皮偏于理气除湿，而青皮是指青涩的自落的幼果入药，所以它更偏于除滞、破气、疏肝、消积。配上蜂蜜润肠通便的作用，整个方子消积下气、润肠通便，胃肠道畅通，腹中宿食得除，人自然就瘦下来了。

那个女患者用青陈皮蜂蜜饮，不到一个星期，尖下巴就又回来了。

第八章 余说数字养生

第一节　数字养生，活到天年

　　女子七岁，肾气盛，齿更发长；二七而天癸至，任脉通，太冲脉盛，月事以时下，故有子；三七肾气平均，故真牙生而长极；四七筋骨坚，发长极，身体盛壮；五七阳明脉衰，面始焦，发始堕；六七三阳脉衰于上，面皆焦，发始白；七七任脉虚，太冲脉衰少，天癸竭，地道不通，故形坏而无子也。

——《素问·上古天真论》

　　释文：女子到了七岁的时候，肾气充实起来，乳齿更换，头发开始茂盛；到了十四岁的时候，天癸产生，任脉畅通，太冲脉旺盛，月经按时来潮，所以具备了生育子女的能力；到了二十一岁的时候，肾气平和，智齿长出，身高发育到最高点；到了二十八岁，筋骨强健有力，毛发长到了极点，此时的身体最为强壮；到了三十五岁的时候，阳明经脉的气血开始衰弱，面部开始枯槁，头发也开始脱落；到了四十二岁的时候，三阳经脉的气血从头部开始衰退，面部枯槁无华，头发开始变白；到了四十九岁的时候，任脉气血变得空虚，太冲脉的气血也变得衰少了，天癸枯竭，月经断绝，所以形体衰老，不能再生育儿女。

　　丈夫八岁肾气实，发长齿更；二八肾气盛，天癸至，精气溢泻，阴阳和，故能有子；三八肾气平均，筋骨劲强，故真牙生而长极；四八筋骨隆盛，肌肉满壮；五八肾气衰，发堕齿槁；六八阳气衰竭于上，面焦，发鬓斑白；七八肝气衰，筋不能动；八八天癸竭，精少，肾藏衰，形体皆极，则齿发去。

——《素问·上古天真论》

释文：男子到了八岁的时候，肾气充实起来，头发开始茂盛起来，乳齿也更换了；到了十六岁的时候，肾气旺盛，天癸产生，精气满溢而可以外泄，两性交合，就能生育子女了；到了二十四岁，肾气平和，筋骨强劲，智齿生长，身高也发育到了顶点；到了三十二岁，筋骨丰隆盛实，肌肉也丰满健壮；到了四十岁，肾气开始衰退，头发也开始脱落，牙齿干枯；到了四十八岁的时候，人体上部的阳气逐渐衰竭，面部枯槁无华，头发和两鬓开始变白；到了五十六岁的时候，肝气衰弱，筋的活动不能灵活自如，天癸枯竭，精气少，肾脏衰老，形体衰疲老去；到了六十四岁的时候，牙齿和头发脱落。肾脏主水，接受其他脏腑的精气加以储藏，所以五脏的功能旺盛，肾脏才可以将精气外泄。现在五脏都已衰老，筋骨懈惰无力，天癸竭尽，所以发鬓都变白了，身体沉重，步伐不稳定，不能再生育子女了。

第二节　女子一七肾气盛，注意预防性早熟

女孩子到了七岁的时候，在身体素质上同男孩子大致是一样的。但是女孩子又有其特殊性，尤其要特别注意预防的是性早熟。在此单列出来讲是因为有研究发现，女孩子性早熟的发病率是男孩子的 9 倍。而且，大多女孩子性早熟发病时多在七岁多、八岁前。近年来，我在门诊上遇到的性早熟的患儿也越来越多。

家长要注意，性早熟最大的危险就是造成身体矮小。所以，女孩子在 8 周岁以前出现乳房发育或在 10 周岁以前出现月经，一定要高度警惕性早熟的可能，及时上医院进行治疗。

在这里给大家讲一讲性早熟的诱因，以便防患于未然。

目前来讲，性早熟的真正病因不得而知，但可能与以下几方面的因素有关。一是环境污染和食品安全。现在社会的环境污染增多，食物中含有大量的农药残留。另外，还有一些肉类食品中含有大量的激素，这些进入人体后会导致性早熟的出现。因此，在孩子的饮食上要注意食品安全，在购买肉类时尽量选择正规渠道的产品。二是营养条件的改善。现在人的生活越来越富裕，营养得到了较大的改善，疾病减少，孩子的生长发育出现加速趋势，这也导致性发育提前。所以，现在给孩子的食物不要过于精细，要少吃油炸、膨化食品，尤其是一些相应的小零食，适当增加粗粮的摄入。三是性信息的刺激。现在的网络高度发达，小孩子从网络上、电视上获得了大量有性暗示的镜头、画面，孩子看多了同样会产生刺激诱发性早熟。还有一些孩子过早学习一些社交类的舞蹈，同样会诱发。四是化妆品的刺激。很多母亲在孩子很小的时候就给孩子用化妆品，这类化学用品的刺激可导致性早熟的出现。五是盲目进补。有些家长担心孩子身体弱、长不高，长时间给孩子吃冬虫夏草、人参等补品，以及一些来源不明的保健品，很多保健品中都含有激素成分，长期服用会导致体内激素水平上升，诱发性早熟。

总的来讲，家长要注意观察孩子的身体，一旦有第二性征的出现，应及时上医院治疗。同时在饮食上要注意粗茶淡饭、规律饮食，生活中要适当运动，让孩子平稳迎接青春期的到来。

第三节　男子一八肾气实，为长高做好充足准备

8岁左右的男孩子"肾气实"，这里的实不是已经充实，而是"正在充实起来"的意思。这时候的孩子有一个非常重要的任务，那就是为青

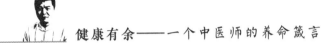

春期积蓄力量，从而在青春期的时候长得更高！孩子长成"高富帅"是每个父母的愿望，咱们一起来实现这个美好的愿望。

孩子长高，跟小树苗成长是一样的，如果树苗上面有个石头，或者周围都是树枝，那它长起来就困难重重，会长得弯弯的，肯定会影响到最终的高度。所以，男孩子要想长高，首先要做的是避免影响长高的因素。最常见的因素有：一是熬夜睡得晚，孩子体内的生长激素在夜间分泌更旺盛，睡得晚，影响生长激素分泌，最终会影响长高；二是经常生病，脾胃为气血生化之源，孩子经常生病，身体的正气经常要去抵抗病邪，就会影响到长高，所以要让孩子多晒太阳，多运动，健康饮食；三是偏食挑食，孩子经常偏食挑食，身体所需的营养长期得不到满足，就会影响身高，所以要让孩子饮食均衡，除了必要的肉蛋奶外，蔬菜、粗粮也要常吃，而且种类要全一些；四是肥胖，现在有很多"小胖墩儿"，婴儿时期孩子胖乎乎的，会非常讨人喜爱，但是如果到了儿童时期仍然肥胖，那就会导致身体骨骼负担过重，骨龄会提前，影响孩子长高。另外，还有爱出汗、脾胃虚弱、超负荷运动等其他原因，家长要注意避免。

那么，如何帮助孩子长高呢？一是运动。可以多进行一些跳跃类的运动，这类运动可以刺激骨骼生长，帮助长高，如跳绳、打篮球等；二是多吃健脾、补肾的食物。中医讲，脾主肌肉四肢，肾主骨，有些家长担心孩子食积内热、经常生病，不让孩子吃肉，事实上，有很多肉类也有健脾益气的作用，比如猪脾、猪肚、牛肉、牛骨、鸭肉、鲫鱼、鱿鱼等，既能给孩子解馋，又可强健脾胃，益于长高。

给大家推荐一道食疗方吧！

龙眼小米粥　龙眼是个非常不错的食材，可以取龙眼肉20克，小米50克，加水后熬得烂熟，然后加点白糖给孩子喝。龙眼也就是咱们说的桂圆，有安神益智、消滞健脾、益气补血、增强记忆的作用。小米本身可以清热解渴、健脾和胃、补益虚损、和胃安眠。这道粥孩子常吃，精神好，睡得好，长得快！

第四节　女子二七而天癸至，教导自尊自爱

在"二七"十四岁左右，大多数女孩子都已经进入了青春期的尾声，意味着新生活的开始。但这个时期，也是当父母的最操心的时期。在这个青春叛逆期，家长一定要教导孩子自尊自爱。

我曾接诊过一位患者，今年 32 岁了，因为怀孕两个月突发流产来找我调养身体。她说，自己上初一的时候开始谈恋爱。那时候不知道怎么回事，感觉父母就是自己最大的敌人，自己喜欢什么父母就反对什么。后来在初二的时候，就稀里糊涂地和男友发生了性关系。到 30 岁结婚前，已经意外怀孕四次，做了四次人流手术。说着说着，她就哭了，说自己已经 32 岁了，年龄也不小了，没想到这次怀孕居然流掉了。还问我，自己是不是当不成妈妈了。我看了看这个女士，确实看着不像 30 岁出头的女人，面色黄枯无光，头顶上有很多白头发，身体虚胖。心里感叹，都说青春就是资本，可以大把地去挥霍，实则不然啊！有些东西，失去了就是失去了，再也找不回来了。

我安慰她，结婚后可以怀孕一次，就可以怀孕第二次，要有信心。后来她在我这里吃了三个月的中药，又坚持运动，身体恢复得很好，到第二年就又怀孕了，当年顺利地生了一个宝宝。

但是，也有很多女孩子年轻时不自尊自爱，多次人流，失去了做妈妈的机会。我在门诊上还遇到很多女孩子，年纪轻轻的，就得了妇科疾病，由父母领着前来就医。这些本来应该像花儿一样绽放的女孩看起来容颜憔悴，内心抑郁。所以，作为父母，在女儿青春期的时候，一定要

想办法教导孩子，要学会保护自己，在原则问题上不要迁就自己所谓的"男朋友"。应当把更多的精力放在学习上，这样才有利于自己的身体健康！

第五节　男子二八肾气盛，宁心安神学业有成

到了"二八"，也就是16岁的男孩子，正值青春期，而此时的孩子们绝大多数正在读初中三年级、高中一年级。这时候，也是孩子学业的关键时期，处于人生重要的十字路口，父母引导好了，孩子成材，父母一辈子省心。引导不好了，孩子学业不成，父母就要操心他将来的学习、工作等等。

但是，对于这个年龄的孩子来讲，也正如《黄帝内经》所说，"二八肾气盛"，"盛"是什么意思呢？我们常说"草木茂盛"，盛，就是向外伸、向外溢的意思。这时候孩子要把多余的精力去发泄出来，所以，有些孩子会去打架，还有些孩子会去谈恋爱、进行性探索。

一位同事家的孩子上初中时还非常优秀，考上了重点高中。但是在高中的时候遇到了喜欢的女孩子，结果谈了三年恋爱，到最后连个普通本科也没考上。但是他上的是重点高中，同学们大多都考上重点大学了。同事的孩子整天无精打采，没办法，同事给孩子办了出国，到国外去留学，上的大学也不怎么样，每年花费六七十万。五年下来，孩子给家庭增加了三百多万的负担。回来之后，也没找到太好的工作。同事至今仍然为孩子的事发愁。

这个时候，可以给孩子多用一些宁心安神泻火的食物，悄然平息孩子的内火，如小米、莲子、百合、猪心、龙眼等。这方面的食疗方很多，

在这里给家长推荐一道"莲子百合粥"。大米 150 克，百合干和莲子各 25 克，将百合、莲子用清水浸泡半小时后捞出，与大米一同熬粥，可经常食用。百合有补肺、润肺、清心安神、消除疲劳的作用；莲子有养心安神、健脾、补肾的作用。肾属水，心属火，孩子常食，心肾相交，阴阳平衡，内心就不再躁动不安。

第六节　女子三七肾气平均，注意预防亚健康

女性到了 21 岁以后，身体各个器官、系统发育完善，大多也已经陆续步入了工作期。这时候一定要注意从以下几个方面呵护身体：

一是注意防寒保暖。如果在健康和美丽两者间做一个选择的话，此时的女性大多会毫不犹豫地选择美丽。因此，很多女性爱穿露背装、露脐装，甚至在秋冬季的时候，仍然露着脚脖子，穿着薄薄的丝袜。事实上，寒邪就是这样慢慢地侵袭着健康的身体。在这里要苦口婆心地给大家说，一定要告别这些不良的生活方式。另外，有个穴位可以多揉一揉、灸一灸，这个穴位就是三阴交穴，也叫妇科三阴交。三阴交，是足太阴脾经、足少阴肾经、足厥阴肝经的交汇处，穴位也很好找，就在足踝正上方四横指处。三阴交穴，十总穴之一。所谓"妇科三阴交"，顾名思义，此穴对于妇科病症甚有疗效，举凡经期不顺，白带异常，月经过多、过少，经前综合征，更年期综合征等，皆可治疗；三阴交穴在日常的女性保健中应用同样非常广泛，除可健脾益血外，也可调肝补肾。亦有安神之效，可帮助睡眠。

二是要注意规律起居。现在的女性在步入工作岗位以后，大多离开父母独自生活。很多女性常常熬夜、饮食不规律，时间久了，身体的本

钱就越来越少了。

在这里给大家推荐一道粥，叫五黑粥。既然叫"五黑粥"，自然是由五种黑色的食材组成了，它们分别是黑芝麻、黑豆、黑米、黑木耳、核桃仁。用法很简单，这五种食材不拘量，每天淘洗干净后下锅熬熟，即可食用。黑色入肾，服用五黑粥可使肾脏得到滋养，可以让女人肾气充足，增强抵抗力。另外，肾主骨，其华在发，可以让女性头发黑亮有光泽，为美丽加分。

第七节　男子三八肾气平均，完成传宗接代大任

"三八"，也就是男子到 24 岁左右的时候，身体各个脏腑器官发育成熟。此时，大多也已完成学业，步入工作年龄，开始陆续成家立业，结婚生子。这时期的男子，要为生儿育女、传宗接代做好准备。

如果男孩子精气不足，将来就会影响到生育。因为，要注意避免以下几种不良的生活方式，一是避免久坐；二是避免穿过紧的内裤；三是尽量戒烟限酒；四是少洗桑拿，少泡热水澡；五是避免纵欲过度、自慰频繁，以免"弹尽粮绝"。

那么，如何让男子"弹药充足"呢？一是保持适度的运动，运动可以提高身体的正气，对生殖系统的顺畅运行也有很大的帮助；二是规律适度的性生活，二十多岁的男子，性功能、性冲动均较强，这时候要有规律地进行性生活，不要过于频繁，切勿做"一夜几次郎"，还要注意少看淫秽视频小说等；三是合理饮食，新婚后要吃益于身体健康的食物，如海参、鲍鱼、淡菜、泥鳅、韭菜等都有壮阳生精的效果。在这里给大家推荐两个食疗方。

韭菜炒核桃仁　韭菜 200 克，核桃仁 50 克。在炒锅中加入少量食用油，油热后加入核桃仁炒黄，然后加入韭菜炒熟后加入盐等调味品，即可食用。韭菜，长了又割，割了又长，生生不息，我们的先人就是通过取象比类，发现了它有温阳、补肾、固精的作用，因此称它为"壮阳草"；核桃仁可补肾、固精、强腰、润肠。这个食疗方里的两种食材都很便宜，而且都是常见食材，可以常吃。

葱爆海参　鲜海参 100 克，大葱 200 克。将鲜海参切成片，加入水中煮熟，捞出控干水分。在炒锅中加入适量猪油，待锅烧热时加入葱段，炸至金黄色时捞出，葱油备用。清汤加葱、姜、精盐、料酒、酱油、白糖、海参，烧开后微火煨 2 分钟，捞出控干。猪油加炸好的葱段、精盐、海参、清汤、白糖、料酒、酱油，烧开后移至微火煨 2～3 分钟，上旺火加味精用淀粉勾芡，用中火烧透收汁，淋入葱油，盛入盘中即可。

这道菜主要是海参的功效。海参，有"海中人参""海洋伟哥"的美誉。中医认为它可以补肾，益精髓，摄小便，壮阳疗痿。现代研究发现，海参体内的精氨酸含量很高，号称"精氨酸大富翁"。精氨酸是构成男性精细胞的主要成分，具有改善脑、性腺神经功能传导作用，减缓性腺衰老，提高勃起能力。一天一个海参，可起到固本培元、补肾益精的效果。

第八节　女子四七筋骨坚，准备生个健康宝宝

曾有机构对我国 10 个省份的结婚年龄进行了调查，发现平均结婚年龄为：男性 29.2 岁，女性 27.1 岁。而全国第六次人口普查显示，女性平均的生育年龄为 29.1 岁。可以说，在女子"四七"二十八岁左右的时候，正是结婚生子的时间。

《黄帝内经》上说，女子"四七筋骨坚，发长极，身体盛壮"，女人到了二十八岁，筋骨强健有力，此时的身体最为强壮。但是，有很多女性却因为不孕、流产等各种原因，没有实现做妈妈的梦想。在这里提醒广大女性，中医常讲"男子以气为本，女子以血为本"，女性的月经、妊娠、分娩、哺乳等生理活动，均以血为用，所以"四七"年龄的女性一定要注意养血。

在这里给大家推荐一道厨房补血美味——归芪炖鸡。取黄芪30克，小母鸡1只，黄酒30克，味精3克，葱、姜、盐等适量。将鸡宰杀后去毛，除去内脏，剁爪不用。在锅中加入水，放入嫩鸡，大火烧开后再煮3分钟，撇去浮沫。其间将鲜姜切片，葱切成段。将鸡捞出，用清水洗净。将黄芪、当归放入鸡腹中，再次放入锅中加水，放入姜片、葱段、盐，大火烧开后换成小火徐徐炖熟，每天早晚吃肉喝汤。

在这道归芪炖鸡中，鸡肉大家最熟悉不过了，但是这里为什么不用牛肉、猪肉等，偏偏用鸡肉呢？因为鸡肉入脾胃经，除了健脾益气外，还有补精生髓的作用。另外，黄芪补气，当归补血。所以这个方子是气血双补的，正适合准备要孩子的夫妻。

愿天下有情人终成眷属，愿天下女人终圆妈妈梦。

第九节　男子四八筋骨隆盛，肌肉满壮，开始养身体

"四八"，也就是32岁左右的男性，身体发育已经达到顶峰。《论语》有云："三十而立。"这时候的男子，已经到了而立之年，事业的方向、家庭大多皆已定型。这时候从事业上来讲，正是努力工作、追求上进之时。所以，很多男子到了这个年龄段，会拼命工作，以便获取丰厚

收入，养家糊口。

这时候的男人，绝对是家庭的顶梁柱，上有老、下有小，身体是最重要的，要开始保养身体，保持自己的身心健康。我们现在处于信息化时代，每天都会看到很多男子因为工作压力太大而生病、精神崩溃等消息。所以，要开始锻炼，开始调整良好心态。强健身心的方法很多，在这里着重给大家推荐三种。

揉太冲穴　太冲穴是足厥阴肝经的一个重要穴位，位于足背侧，第一、二跖骨结合部之前凹陷处。揉这个穴位可以治疗头痛、眩晕、癫狂、胁痛、腹胀、呕逆、咽痛、目赤肿痛、膝股内侧痛等疾病。另外，太冲穴还可以缓解肝气郁结引起的发怒、胸闷、焦虑等心理不良情绪。中医形象地称它为"出气穴"，揉揉它，就可以舒解郁结之气。

山药枸杞粥　取山药100克，枸杞子10克，大米100克。山药、枸杞子洗干净，大米用水淘洗一遍。然后把山药切成小块，与枸杞子、大米共同放入锅中加入清水煮熟，即可食用。山药，可补脾、肺、肾，有补虚益肾、强筋壮骨、长肌肉、益力气、除邪气等功效。《本草纲目》对它有如下评价："治诸虚百损，疗五劳七伤，去头面游风，止腰痛，除烦热，补心气不足，开达心孔，多记事，益肾气，健脾胃，止泻痢，润毛皮，生捣贴肿、硬毒能治。"枸杞入肝、肾经，可以滋补肝肾、益精明目。这道粥不燥不腻，可常食之。河南焦作铁棍山药、宁夏枸杞子最佳。

第十节　女子五七阳明脉衰，常光顾血海穴

一位35岁的女性患者来找我看病，只见她的面部枯黄，眼神无光，说话也有气无力。她跟我说，自己现在整个人就是个"黄脸婆"，并拿出

手机让我翻看她两年前的照片，整个人真的衰老了很多。尤其是眼珠混浊，快和脸一个颜色了。她问我："余大夫，我是不是提前进入人老珠黄的状态了？"

继续问其原因，她说最近家里接连出事，母亲、婆婆相继去世，再加上孩子上学选学校，好不容易找到了称心的学校，每天还要接送、陪同，真是心力交瘁。

"人到中年伤不起"这句话不仅适用于男性，同样适合于上有老、下有小的中年女性。《黄帝内经》说，女子"五七阳明脉衰，面始焦，发始堕"，意思很明显，女人到了三十五岁的时候，阳明经脉的气血开始衰弱，面部开始枯槁，头发也开始脱落。

从先天来讲，女人到这了个年龄段本身就容易气血衰退，这是自然规律。如果再加上家庭压力、工作压力等后天原因，当然就会加速女性的衰老，上面这位女性即是如此。

对于治疗这种症状的病人，我还是有信心的。我建议她现在自拍一张照片存起来，以便和治疗后的面相做个对比。然后给这位女性用的是最纯粹的中医治疗，因为这种对身体机能衰退的调理，西医没有好办法。当时，我在她的足三里、血海两个穴位上进行针刺、艾灸。

足三里穴很好找，就在小腿前外侧，当犊鼻下3寸，距胫骨前缘一横指（中指）。足三里是足阳明胃经的一个极为重要的穴位。中医认为，按摩足三里有调节机体免疫力、增强抗病能力、调理脾胃、补中益气、通经活络、疏风化湿、扶正祛邪的作用。按摩足三里，胜吃老母鸡！流传上千年的古话错不了。

血海穴与足三里穴很近，找这个穴位的时候，先屈膝，然后在大腿内侧，髌底内侧端上2寸，当股四头肌内侧头的隆起处就可以找到它。血海穴是足太阴脾经的穴位，刺激此穴，可以让足太阴脾经生血如大海。

所以，它是补血的要穴。

中医讲，脾胃为气血生化之源。选择这两个穴位针刺艾灸，可以让女性正气充足，气血充盈。

这位女性在我这里连续治疗了7天。我说，你再自拍一张照片对比一下。她用手机拍了照片，放在一起一对比，真的把自己也吓了一跳。她说，心里感觉自己好了很多，没想到效果这么明显！我回复她，也可以继续治疗，也可以自己以后在家调理，就这两个穴位，没事多揉一揉，或者灸一灸。她很有信心地离开了诊所。

需要注意的是，最好在每天上午9点左右按摩或者艾灸这两个穴位。按摩的话，每个穴位3分钟即可。艾灸就更方便了，现在网上卖的有艾灸盒之类的，绑在这两个地方，每天灸一炷就可以了。

每天早晨7～9点，是足阳明胃经当令；9～11点，是足太阴脾经当令，所以在9点左右"光顾"这两个穴位，效果最佳。

第十一节　男子五八肾气衰，揉关元补固肾气

男子到了"五八"，即40岁左右的时候，正如《黄帝内经》所说"发堕齿槁"，由于肾气开始衰退，头发也开始脱落，牙齿也开始出问题。所以，我们可以看到身边40岁左右的男士开始慢慢秃顶了。这时候我们就按照《黄帝内经》的指引，来补固肾气、预防脱发、坚固牙齿吧。

补固肾气　建议大家常揉关元穴，中医讲，肾为先天之本，生命之根，藏真阴而寓元阳，为水火之脏。人之生身源于肾，生长发育基于肾，生命活动赖于肾。肾是人体阴精之所聚，肾精充则化源足。可以常揉关

元穴。关元穴很好找，位于肚脐正下方3寸（四横指）处。关元关元，关乎元气，关乎元阳，道家称此处为丹田。常揉，可以培补元气，治疗遗精、阳痿、早泄、白浊、尿频、虚劳冷惫、羸瘦无力、眩晕、神经衰弱、失眠症等均有效果。

预防脱发　中医有个锻炼方法叫"干梳头"，将我们两手十指微微分开，自额头发际处，从前向后梳头，可以刺激头部穴位。而头为诸阳之会，干梳头可以活血健脑。另外，经常刺激头皮部，可以预防脱发。

坚固牙齿　在这里给大家推荐锻炼方法"叩齿法"。乾隆皇帝是中国历史上最长寿的皇帝，寿高88岁。他的锻炼方法之一就是"齿常叩"。叩齿是空口上下齿有节律、略闻声响的叩击。经常叩齿，既能坚齿固齿，防止牙齿松动、脱落，又能活动面部肌群，促进面部血液循环。唐代著名医学家孙思邈，在他的《养生记》中有"侵晨一盘粥，夜饭莫教足，撞动景阳钟，叩齿三十六"等语，说明叩齿养生由来已久。

第十二节　女子六七三阳脉衰于上，
灸一穴可助全身阳气

《黄帝内经》云：女子"六七三阳脉衰于上，面皆焦，发始白"。意思是说，女人到了四十二岁的时候，三阳经脉的气血从头部开始衰退，面部枯槁无华，头发开始变白。治病必求于本，那么，导致女子"面皆焦，发始白"之根源的"三阳脉衰"是什么呢？

事实上，这里的三阳指的是少阳、阳明、太阳经。三阳又分手三阳和足三阳。手三阳包括手太阳小肠经、手少阳三焦经、手阳明大肠经，足三阳包括足阳明胃经、足太阳膀胱经、足少阳胆经。由于三阳之脉皆起于面，故"脉衰于上，面皆焦，发始白"。打个形象的比喻，三阳就相当于太阳，我们的头面部相当于大地，如果太阳给头面部的光少了，这片土地自然就会白雪覆盖、草木凋零了。

事实上，在"六七"的时候，女性不仅会出现头面部的问题。《灵枢》中说："十二经脉，三百六十五络，其血气皆上于面而走空窍，其精阳气上走于目而为睛，其别气上走于耳而为听；其宗气上出于鼻而为嗅；其浊气出于胃、走唇舌而为味。其气之津液皆上熏于面……"女性在"六七"时，不仅会出现过早衰老、脸色焦黄、早生白发等表现，还会出现听力下降、消化能力下降、记忆力减退、抵抗力变弱等，这种衰弱是全身性的。另外，当身体阳气变弱的时候，与之相对的寒邪、湿邪就会悄悄进犯了。所以，温补三阳是根本。

在这里给大家推荐一个简单实用之法——灸神阙。神阙穴很好找，就在肚脐处。神，即神气；阙，牌楼、门户的意思。神阙，就是神气通行的门户。《厘正按摩要术》说："脐通五脏，真气往来之门也，故曰神阙。"所以神阙穴也叫"脐中""命蒂""生门"。神阙穴的功效在近年来越来越受到重视，近来各地中医院开展了脐灸、脐针等疗法，均收到了意想不到的效果。常灸神阙穴，可以让人真气充盈、精神饱满、体力充沛、腰脊强壮、面色红润、耳聪目明、轻身延年。而且，它还对预防疾病、增强抵抗力有很好的效果。

每天灸一炷，坚持 15～30 天，可让女人挽回失去的美丽。千万不要"对镜空叹红颜老"，现在就行动起来吧！

第十三节　男子六八阳气衰，温阳补气驻颜有术

　　男子"六八"，即48岁左右的时候阳气开始衰退。这里说的阳气是我们身体的元阳，说得通俗一点，就像我们存在银行里的本钱一样。从这个年龄段开始，存在银行里的钱开始慢慢减少了，意味着我们的身体开始快速走向下坡路了。《论语》也说："五十而知天命。"这时候，我们应当有种紧迫感，一定要充分感觉到生命的脆弱、身体的珍贵、时间的宝贵。这时候，身边慢慢开始会有朋友不断地离开人世，所以，我们要把剩余的生命再延长一些，我们要想开一些事情，放下一些执着，去活得更加充实一些。

　　从这个时间段开始，应从以下几个方面注意自己的身体：一是纠正不良的生活方式，戒烟限酒，不要再去熬夜伤身体；二是注意饮食，不要暴饮暴食，晚餐不要吃得过饱。有人说，人一辈子吃的食物是有定数的，吃得越多，死得越快，不无道理。三是加强锻炼，以前没有开始锻炼身体的，要注意锻炼了，活动活动，要想活就得动。四是注意体检，自己的身体状况自己心里要有数，发现什么疾病，要及时治疗，切勿延误病情。生活中可以多吃一些温阳补气的食物，在这里给大家推荐一道食疗方"人参杞子粥"。

　　人参杞子粥　人参5克，红枣3枚，枸杞15克，大米100克。先将人参加水，大火烧开后换成小火煮20分钟，这样可以将人参中的有益成分更多地煎出来。然后将人参捞出，加入红枣、大米，大火烧开换成小火，煮至粥熟后加入枸杞，再煮3分钟，即可食用。人参，形如人状，有以形补形之功，可大补元气、复脉固脱、补脾益肺、生津安神。《药性

论》对人参有如下评价："主五脏气不足，五劳七伤，虚损瘦弱，吐逆不下食，止霍乱烦闷呕哕，补五脏六腑，保中守神。"红枣安中，养脾气，平胃气，通九窍，助十二经。枸杞滋补肝肾。整个方子可以补益五脏、温阳益气。这个食疗方以人参为主，如果感觉有手脚冰冷、畏寒等症状，可适当加量；如果感觉服完后身体燥热，可适当减量。

第十四节　女子七七莫让任脉虚

看武侠小说，经常会遇到一种"套路"，主人公经历了悲惨的遭遇后又获得奇遇，打通了任督二脉，练就一身盖世神功，而后冤仇得报，大快人心。

文学嘛，存在着夸张性，尤其是武侠小说，为了吸引人，就更夸张了。但是，艺术虽然高于生活，毕竟还是源于生活。就拿人体的奇经八脉"任脉"来讲，《黄帝内经》中就明确指出，女子"七七任脉虚，太冲脉衰少，天癸竭，地道不通，故形坏而无子也"，意思是说到了四十九岁的时候，任脉气血变得空虚，太冲脉的气血也变得衰少了，天癸枯竭，月经断绝，所以形体衰老，不能再生育儿女。那么，让女人月经断绝、形体衰老的"任脉虚"到底是什么原因呢？

任脉，有"阴脉之海"之称，位于人体腹部的正中线上，起于胞中，止于下颌，共有关元、气海等 24 穴。中医讲，男属阳，女属阴。所以，任脉对于调理女性健康至关重要。如何调理呢？虚则补之即可！在任脉上循行的 24 个穴位中，可挑选以下重要穴位按摩。

关元穴补肾　关元穴位于肚脐正下方 3 寸处，有培补元气、补益下焦的作用，对于调理泌尿、生殖系统疾病效果甚好。

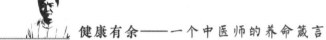

　　中脘穴健脾胃　　中脘穴位于肚脐正上方4寸处，可以调理脾胃，治疗胃痛、反酸、腹胀、腹泻等病症。

　　膻中穴护心　　膻中穴在胸部，当前正中线上，平第4肋间处。膻中穴可以宽胸理气，它是心包经的募穴，所以可以保护心脏。

　　天突穴止咳　　天突穴在脖颈部胸前正中线上、胸骨上窝中央，可以治疗咳嗽、气喘、胸痛、咽喉肿痛、噎膈等。

　　50岁左右时，可以常揉这几个穴位，补肾、健脾、养心、护肺。这几个穴位是任脉上的几个大穴。如果任脉是一条路的话，那这几个穴位就是交通枢纽，只要这几个穴位交通顺畅，经脉里的气血就会顺畅，上下沟通同样会畅通无阻，"虚"的可能就会大大降低了。

　　女子"七七"以后，身体会自然衰老。但是，为什么有些人到了六十岁，看起来仍然像四五十岁一样？这就是保养的效果，是关爱自己的效果。

第十五节　男子七八肝气衰，养好筋骨健行天下

　　"七八"肝气衰，筋不能动。意思是说，男子到了56岁左右的时候，肝气衰弱，筋的活动不能灵活自如。为什么呢？因为中医讲"肝主筋"。《素问·痿论》云："肝主身之筋膜。"肝主全身筋膜，与我们肢体的运动有关。肝之气血充盛，筋膜得其所养，则筋力强健，运动灵活。反之，就会影响运动的灵活度。

　　事实上，肝气衰可不仅仅会引起身体运动的灵活性，它还有其他的危害。举数例说明，一是会影响到男人的性功能。中医讲"主闭藏者，肾也；司疏泄者，肝也"，男性精室的开合、精液的藏泄，与肝肾的功能

有关，肝气衰会导致早泄等问题的出现；二是肝开窍于目，肝气虚，还会导致气不摄血，视物模糊；三是肝在情志上主怒，肝气衰还会导致脾气急躁易怒等情绪异常。所以，在这个年龄段，我们要注意养肝。对此，这个年龄段的男士可从以下几个方面养肝。

充足睡眠　《黄帝内经》言："人卧血归于肝，肝受血而能视，足受血而能步，掌受血而能握，指受血而能摄。"充足的睡眠才能使肝血旺盛。而"血为气之母"，最终才能养好肝气。

常吃养肝食物　生活中有很多养肝的食物，如草莓、香蕉、鸭肉、枸杞子、西红柿、甲鱼、红枣等等。

少吃药　肝脏的一大功能就是排毒，很多药物都会伤到肝脏，所以用药一定要在医生的指导下使用，对于明确标有伤肝风险的药物一定要慎重。

减肥　肥胖的人大多有脂肪肝。何谓脂肪肝？脂肪肝，通俗地讲，就是一层厚厚的脂肪包裹住了肝脏，这就会诱发肝病加重，同时还会影响到身体气血的正常运行。所以，这时候一定要科学减肥。

第十六节　男子八八天癸竭，养好后天之本

男子到了60多岁，就正式步入老年期了。中医讲，肾为先天之本，脾为后天之本。这时候要注意调养脾胃，以后天补先天，以达身体健康、益寿延年之效。

中医说，脾为气血生化之源。我们身体的气血都是由脾"制造"出来的。所以，要常吃健脾养胃的食物，如小米、大米、薏苡仁、山楂、锅巴、熟藕、栗子、山药、扁豆、葡萄、红枣、胡萝卜、马铃薯、香菇

等等。

另外，在这里强烈给大家推荐一种锻炼方法"仙人揉腹"。

仙人揉腹 民间常说"肚子软如棉，百病都不缠"。腹部，是我们身体五脏六腑的居住之处，常揉腹可"通和上下，分理阴阳，去旧生新，充实五脏，驱外感之诸邪，清内生之百症，补不足，泻有余，消食之道，妙应无穷，有却病延年实效耳"。所以，揉腹法又被誉为"仙人揉腹"。揉腹法对于健脾养胃效果非常好，它可以增加胃肠道的蠕动，促进消化吸收。

第一式：躺在床上，身体放松，将双手食指、中指、无名指并拢，按在心窝处，顺时针、逆时针各揉 21 次。

第二式：两手食指、中指、无名指并拢，从心窝处顺时针按揉，缓缓下移，揉到耻骨处，再用同样的方法从腹部两侧揉至心窝。

第三式：两手食指、中指、无名指并拢，从心窝向下推至耻骨。推 21 次。

第四式：左右手分别绕脐摩腹 21 次。

第五式：用左手手掌从左乳向下推至左侧腹股沟处。右手同左侧，各 21 次。

第九章　余医心语

第一节　一颗平常心

一颗平常心，

让生活简简单单，

握住一缕阳光的时候，

便有了阳光般的心态，

知足、感恩、达观。

繁华尘世里，

享受家常的温暖，

憧憬平实的梦想，

自由自在，

真实坦然。

是内心里的从容和淡定，

就像轻轻走过的岁月，不染风尘。

天涯海角，尽在心间。

简单，是静，静得妙韵嫣然。

不抱怨，不心灰意冷，温润地过好每一天。

本来无一物，何处惹尘埃。

是啊，纷繁尘世，谁又可以活得真正简单。

只能借着一丝禅意，脱得片刻的逃离。

简单，真好！

第二节　恬淡为上，胜而不美

《老子》说："恬淡为上，胜而不美。"

白居易在《问秋光》中写道："身心转恬泰，烟景弥淡泊。"

世上的东西千千万万种，我们并不需要每种都要拥有，你所需要的，不过是那些剔除了外界扰乱的，真正你所需、所动心的东西。

只有心情平静的人方能视见"斜阳照墟落，穷巷牛羊归"的悠闲，听闻"荷风送秋气，竹露滴清响"的天籁，感受那"空山不见人，但闻人语响"的空旷。

江山明月，本无常主，得闲便是主人；大道至简，活在当下，知足便能常乐。

第三节　在《逍遥游》中找到真正的自我

庄子的《逍遥游》中有这么一段话："举世誉之而不加劝，举世非之而不加沮，定乎内外之分，辨乎荣辱之境地，斯以矣。"

所有的人都称赞他，他却并不因此而更加奋勉；所有的人都责难他，他也并不因此而更为沮丧。他能认清自我与外物的分际，辨明荣辱的界限，如此而已。

这大概就是对做真实的自己，最好的诠释。

第四节　幸福之道，自己创造

"千江有水千江月，万里无云万里天"，心中开凿了池塘，明月总会映照。人生也不过如此，唯有随喜自在才是真的自在。

一个人都可以制造、创造"幸福之道"。不是别人赐给你的，不是上天施给你的，是你自己要去创造的。

不是有钱人才有幸福，不是有学问的人才有资格，每一个人机会相等。所以颜回，一箪食，一瓢饮，在陋巷，他也能够活在幸福之中。孔老夫子周游列国，受到恶劣环境的种种压迫，他也一样乐在其中。

所以，今天每一个人都希望活得很快乐、很超越，每一个人都在追求幸福。

可是问题是，是不是每一个人都能够得到幸福呢？有些人很快得到答案，有些人一辈子都找不到答案。

每一个人都想活得很健康，但是心里面的疾病一大堆，内心的疾病不除，幸福便无从降临。

第五节　心安则身健身安

徐春甫在《古今医统大全》中写道："神静而心和，心和而形全；神躁则心荡，心荡则形伤。"

现代人想要得到健康的身体，通常只研究生理卫生，而其实还有一项重要的心理卫生。所谓心理卫生，即是少思寡欲、常清常静，清清静静到了极点，才是最高的心理卫生。

而世事难料，有时会让你不知如何去应对，所以心要能够"事来则应，事去则不留"，这样，才不会让烦恼挂于心，才能在烦恼时平心静气，才能在日常为衣食为事业奔波中也能时时得到真正的清静自在，所谓"禅心须在尘中静"，就是这等功夫。

宋代邵雍有一首诗《心安吟》：

> 心安身自安，身安室自宽。
>
> 心与身俱安，何事能相干。
>
> 谁谓一身小，心安若泰山。
>
> 谁谓一室小，宽如天地间。

第六节　阅世走人间

风流云散人世迁，生死笑啼尽如烟。

双拳掌古今，仍得放手。双肩挑日月，还需见歇休。

观蝶蜂竞忙，鹬蚌相持，终归网罗。冷眼觑破几般尘境世态。

日月犹如笼中鸟，乾坤还同水上沤。盈虚本有数，月亦有圆缺。

沼荷皆逢秋，秦庭成史迹，灵均投汨罗，比干空遗恨。傅燮悲坎坷，文王羑里囚。李陵从此去，壮志不回头。

潇潇易水寒，乌江多风波，项羽泪空流，神算有孔明，如今在荒垆中。

唉！细数古今事，沧桑漫烟萝，种种机关谁识透，灯前殒命看飞蛾，朝暮蜉蝣送春秋。

各事何须揪捽，人生且舒眉。

第七节 了心病则身无病

丰子恺说："既然没有净土，不如静心。"

人的心念可重要啦！一个人如果常处于焦虑不安，他做事就不能平顺，身体也必将出问题。

一个人的念头可以影响他一生的成与败，通常一个人从小受什么环境影响，就会有什么念头，而不好的念头会成为他长大之后的阴影，好的念头则会成为他长大之后成功的助力。

我们心中若有任何阴影，要赶快扫除，因为这些阴影会扰乱自己的心，所以人心很难琢磨。有的人，人家骂他、辱他、不尊重他，他可以一笑置之；有的人，别人根本没骂他，也没有不重视他，只是好像稍微没有对他那么亲切，他就怀疑，常常多心，多了疑心，就不相信别人，把任何人都抹煞了，不论别人做得多么好，都无法弥补，这样就是自寻烦恼。

心美的人看什么事物都美。凡事得从心境下手，因为心境美，物物皆美。

第八节 世事如棋，让一着不会亏我

不要跟别人结怨，不要看不顺眼就谩骂，以感恩的心情静兮动兮、逆来顺受、忍辱包容，要知道，退一步海阔天空，让三分何等清闲，忍几句无忧自在，耐一时快乐神仙。

别人欺负我们时，我们心里应想：人虽亏我，天却不亏我，感谢他磨炼我，则心必安理亦得，悠然自得。

中医认为，"怒伤肝""多怒则百脉不定""气逆不顺，足以伤身"。心胸宽广，则安详舒泰。今天我若无感谢之心，就容易动怒、动气，到头来受伤害的还是自己。

水能随方就圆，能利万物而不争，任何事情忍耐退让一下，自然就海阔天空、无忧自在了。

第九节　以俭为宝是最高家训

今天会生病，要想想自己是不是没有爱惜身体，或者心境没有放开，或是生活习惯没有调理好。有时候，收敛一下外放的心，你会感觉心灵非常清，非常静。

小孩子的眼睛都是明亮的，为什么我们的眼睛会浊浊的？就是因为往外放的太多了，精气神一散，身体就不好，看太多、想太多、吃太多、睡太多，都是多。

老子有三戒："曰去甚，曰去奢，曰去泰。"

俭之一字，其益有三：

安分守己，无求于人，所以养廉。

减我身心之奉，赒济困苦之人，所以广德。

忍目前之不足，留有余于他日，所以无后之忧。

俭于饮食可以养脾胃；俭于嗜欲可以智精神；俭于言语可以养气息

非；俭于交游可以择友寡过；俭于酬酢可以养身息劳；俭于夜坐可以安理舒神；俭于忮求可以清心寡欲；俭于思虑可以去恼息扰。

凡事省得一分，即有一分之益。

第十节　勇于改变，主动接纳

泰戈尔有句话说："如果你为错过了太阳而哭泣，那么也将会失去星星和月亮！"人生路难免会遇上困境，当困难来时你要面对它、接受它、处理它，最后，还要放下它。

千万不要回避，更不要怨天尤人。如此，你才能得到真正的解脱。

在人生旅程中随时都有可能出现出乎意料的事，朋友啊，要用你的意志、你的真心去接受，而且要好好地了解你自己，去做真正的自己。学会接招，事来则应，事去则静。

生命是有限的，难免会遇到困难坎坷，如果我们把这大半的时间都拿来难过，那生命就白过了。

道不远人，人自远之。

乐观才能够进取。

第十一节　放下烦恼，健康有余

情欲俗务，此心纷扰，不得安宁，谓之烦。忤逆违意，此心忿懑，不得温和，谓之恼。

处难置项，此心忧忡，不得清静，谓之烦。憎会者聚，此心苦闷，不得舒畅，谓之恼。

贪得无厌，此心患失，不得泰然，谓之烦。言行冲撞，此心偏激，不得平衡，谓之恼。

追求名利，此心憸险，不得坦荡，谓之烦。事后知过，此心懊悔，不得惬意，谓之恼。

琐碎繁忙，此心疲惫，不得憩息，谓之烦。事压境拂，此心惊惶，不得愉悦，谓之恼。

历经变故，此心无依，不得抚慰，谓之烦。假体病缠，此心难过，不得开朗，谓之恼。

余愿未了，此心牵挂，不得放松，谓之烦。子弟顽梗，此心痛楚，不得教诲，谓之恼。

烦则生郁，恼则生怒。

此心若为烦恼所束缚，则气脉不通，日久成疾。

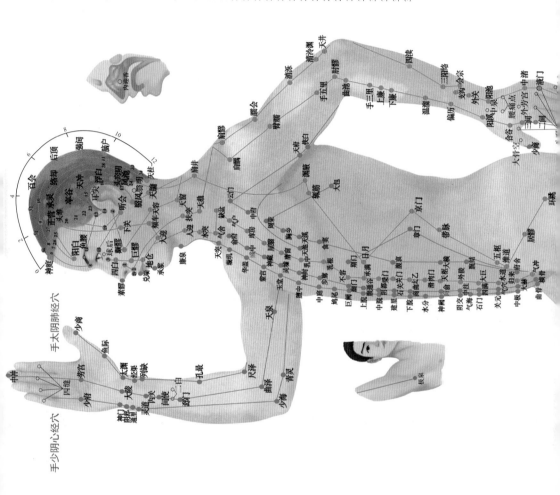

手太阴肺经穴

手少阴心经穴

王彩人体穴位图（侧面）

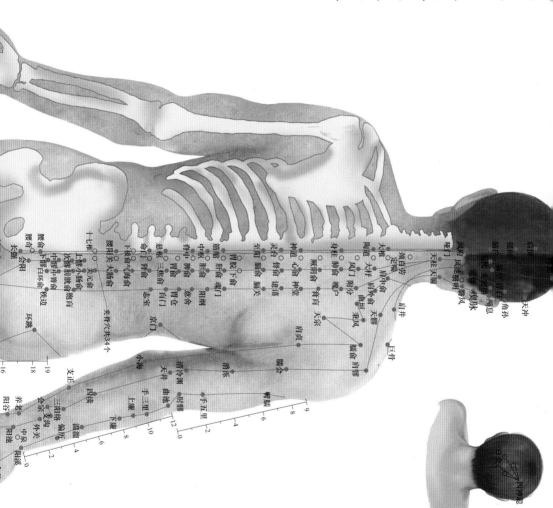

彩色人体穴位图

（背面）

全彩人体穴位图（正面）

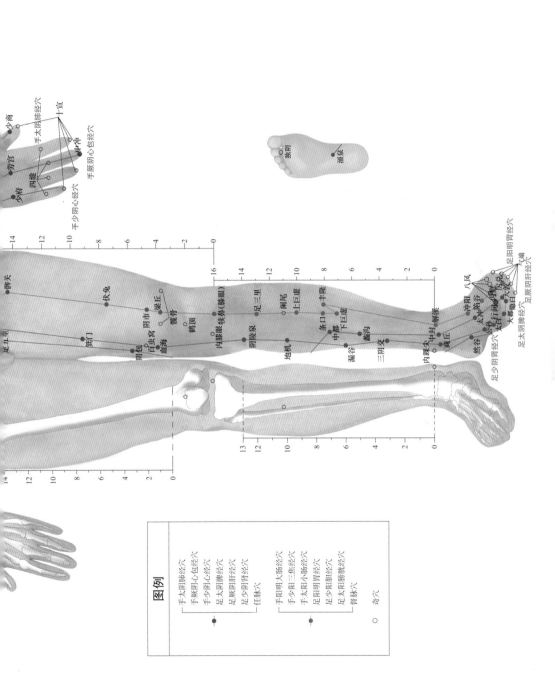

少商
手太阴肺经穴
十宣
少冲
中冲
四缝
少府
手厥阴心包经穴
手少阴心经穴

独阴
涌泉

脾关
伏兔
梁丘
犊鼻
鹤顶
内膝眼(膝眼)
足三里
阑尾
上巨虚
条口
丰隆
解溪
冲阳
陷谷
太冲
大都
隐白
八风
气端
足阳明胃经穴
足太阴脾经穴
足厥阴肝经穴
足少阴肾经穴
足阳明胃经穴

足三里
箕门
阴市
阴包
青虫窝
血海
阴陵泉
地机
中都
蠡沟
三阴交
漏谷
内踝尖
中封
商丘
丘墟
然谷
足少阴肾经穴

14
12
10
8
6
4
2
0

16
14
12
10
8
6
4
2
0

13
12
10
8
6
4
2
0

14
12
10
8
6
4
2
0

图例

手太阴肺经穴
手厥阴心包经穴
足太阴脾经穴
足厥阴肝经穴
足少阴肾经穴
任脉穴

手阳明大肠经穴
手少阳三焦经穴
手太阳小肠经穴
足阳明胃经穴
足少阳胆经穴
足太阳膀胱经穴
督脉穴

奇穴

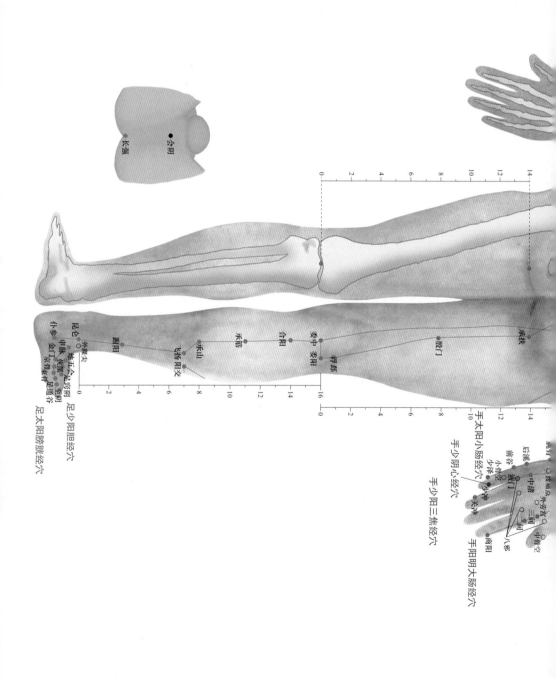

长强

会阳

承扶

殷门

浮郄
委阳
委中

合阳

承筋

承山

飞扬
跗阳

昆仑
仆参
申脉
金门京骨 束骨
足通谷
至阴
外丘
阳交

地五会 侠溪
足窍阴

少泽 前谷
后溪
中渚
腕骨
阳谷
养老
八邪 三间
少冲
二间
液门
关冲
前谷

足太阳膀胱经穴

足少阳胆经穴

手太阳小肠经穴

手少阴心经穴

手少阳三焦经穴

手阳明大肠经穴

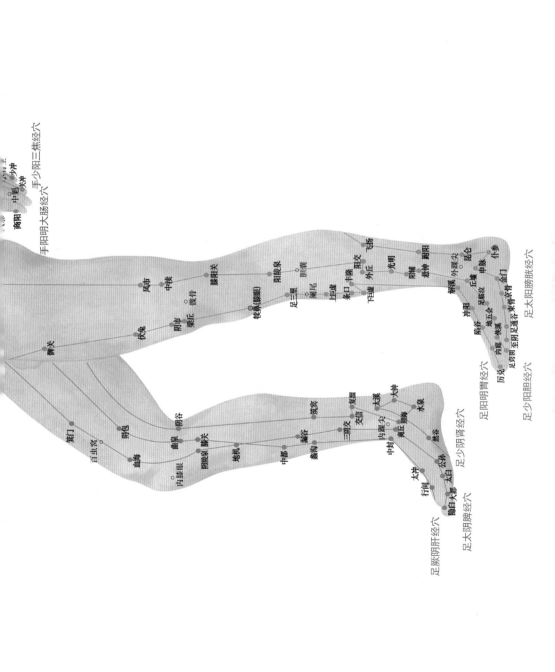

手少阳三焦经穴

手阳明大肠经穴

商阳 中冲 少冲

髀关

风市

中渎

膝阳关

阳陵泉

胆囊

伏兔

阴市

犊鼻

梁丘

犊鼻(膝眼)

足三里

阑尾

上巨虚

条口 丰隆

下巨虚

外丘

阳交

光明

阳辅

悬钟 阳关

解溪

冲阳

陷谷

足临泣

内庭 地五会

历兑 侠溪

至阴 足通谷 束骨 京骨

飞扬

附阳

昆仑

申脉

仆参

金门

足阳明胃经穴

足少阳胆经穴

足太阳膀胱经穴

足太阴脾经穴

足少阴肾经穴

箕门

百虫窝

血海

阴包

曲泉

内膝眼

阴陵泉 膝关

地机

蠡沟

中都

漏谷

筑宾

三阴交

交信

复溜

内踝尖

太溪 大钟

商丘 照海

水泉

然谷

公孙

太白

隐白 大都

中封

太冲

行间

足厥阴肝经穴

足太阴脾经穴

足少阴肾经穴